ナースみみの裏日記

～あなたの知らない看護の世界～

ナースみみ

RIGHTING BOOKS

はじめに

今から約三十年前。「ナースみみの裏日記」というタイトルのブログを始めました。看護師の仕事をする中でいくつもの忘れられない経験をし、それをブログという場所で残していました。ブログは毎日更新し次第にブログの訪問者数も増え、数年後にはヤフーブログランキングで七位という驚異の視聴率をたたき出しました。(現在ヤフーブログは閉鎖)ブログの中の経験はすべてノンフィクションであり、沢山の方がコメントを残してくれるようになりました。

当時、「ナースみみの裏日記」を本にしないかと、お誘いを頂き真剣に考えたりもしました。しかし、そこまでの労力はその時点ではなく経過しました。三十年たった今、やはり本を出版したいと思った時、偶然ネットで「第四回出版オーディション」という名の、優勝すると本を出版できる企画に出会いエントリーしました。結果はファイナリストまで残りましたが優勝はできませんでした。その後、審査員（出版会社）から声がかかり商業出版での準備をしていましたが、自分の書きたいものと編集長の意見が合わず見送りました。そして今、自費出版で書きたいことをそのまま書くことに決めました。時代は変化し当時のままの「ナースみみの裏日記」は出せません。しかし、許される範囲で編集して書いていこうと思います。働いていた場所を各章ごとにまとめていますが、センシティブな内容の裏日記も数多く登場します。しかし、それも現実で起きている医療の世界です。気分が悪くなる日記は飛ばしてお読みください。

さて、当時と変わっていることは、職場を変え、それも珍しい経歴となっているので、そんなナースみみの私生活や裏事情も書きながら、これを読んだ人が「ナースのお仕事ってすごい！」と看護師の仕事を誇りに思ってくれること、そして、高校の恩師でもある新倉先生にこの本を渡すことが私の人生最大の目標です。

では今から三十年。いや、もっと前の高校生のナースみみからスタートしましょう。

二〇二五年三月三日

ナースみみ

もくじ

第二章　総合病院

第三章　がんセンター

第八章　看護専門学校

第九章　特別養護老人ホーム

最終章　精神科病院

第一章　ナースみみ誕生まで

●人生を変えてくれた新倉先生との出会い……奇跡1

当時、高校生の私の成績は下から数えたほうが早く、毎晩バイトに明け暮れた生活を送っていました。もちろん勉強なんて大嫌い。友達と遊ぶことが楽しくて学校に行くだけ。そんなわけでテストの勉強もしないし、赤点をとることも当たりまえでした。原付で学校に来てはいけないと知らず、原付で学校に行って先生に手を振って挨拶したら、そのまま停学という歴史に残ることもやらかしました。看護学校に入る頭もないのに、将来の夢は看護師かな？　なんてよく言ったものです。そんな私に人生を変える大きな出会いがありました。

当時、理数系か文系かを決め授業を選択するのですが、まだ理数系のほうがマシかなと、そんな軽い気持ちで理数系を選びました。理数系の数学の授業ではクラスのほとんどが男子。数名しかいない女子の一人が私でした。数学の授業を担当するのは五十代くらいの新倉先生という穏やかで落ち着いた印象の男性の先生でした。新倉先生はとにかく綺麗な字を書く先生で、黒板に乱れることない完璧なサインコサインタンジェントは、何故か人生ダラダラの私に衝撃を与えました。こんなに綺麗な字を書く先生は初めて！　と、感動したこと。そして、安定したリズムで進める授業。何よりも一番の衝撃は教え方と褒め方。やる気のないダラダラな私を激変させました。興味のかけらもなかった数学が楽しくなり、少しでも出来ると「みみはすごいな～。よくわかったな～」と、とにかく褒めてくれました。単純な私は新倉先生に褒めてもらえる事が嬉しくて、あっという間に数学が得意になりました。（ほんと、単純！）テストでは常に満点。看護学校の受験のハードルも決して高いものではなくなりました。そして、高校三年生の冬、私は看護学校を五校受験しました。もちろん看護学校を合格するために勉強を必死にしました。しかし遅すぎました。数学だけは全部わかる。でも他の教科は新倉先生のような魔法はかけてくれません。看護大学はすべて不合格。受験内容も数学以外はまったくできず。最後の看護専門学校に臨みをかけて受験。結果は……まさかの合格！　母親と抱き合って泣いて喜んだのを覚えています。看護学校の入学手続きの際に事務の方に声をかけられました。細かいセリフは忘れてしまいましたが、「あなた数学は満点、他の二教科は点数足りなかったけど、数学で受かったわね。」と言われました。

こうして新倉先生の魔法のおかげで「やる気スイッチ」が作動され、看護学校に合格し無事に高校を卒業。新倉先生との高校生活を終え看護の道へ旅立ちました。

●看護学校はバイトの嵐

さて、看護学校に無事に入学し、身も心もキラッキラのナイチンゲールを目指して日々勉強！　なんていうのは始めの数か月でした。毎日毎日、分厚い教科書と睡眠薬を飲まされたかのような授業。授業で寝て夜はバイトの毎日でした。当時、レストランでバイトをしていたのですが、友達と原宿に出かけた際に芸能事務所にスカウトされ一時的に芸能界の道も考えました。しかし、事務所に行くたびに「5キロ痩せなさい」「歯並び矯正しなさい」など言われ、大して志もない私は半年もしないうちに事務所を退所しました。今思うと、何故あんなに頑張っていたのは勉強ではなくバイトだったのか。当たり前ですが学校の授業はもちろんついていけません。一番記憶に残るシーツ交換の演習では、練習も適当にやるだけ。テストはぶっつけ本番魂で挑んでいたので、もちろん不合格。次々シーツ交換の実技テストを合格する友達に危機感を感じることなく、夜な夜なバイト。ここで合格しないと絶対まずい最終テストには、なんと普段は絶対登場しない校長先生が監督で登場。初めてかいたことのない汗と緊張を持ち、ギリギリというか温情というか、仕方なく合格させたような合格を頂きました。（十年後、この校長の元で看護学校の教員として一緒に働くことになります）看護学校の一年生は授業と演習と実習がありますが、正直、真面目に取り組んだ記憶のない一年生でした。

実習も増える二年生。少しは成長したかと思いきやバイトの数は増え、家の改築のため一人暮らしを数か月することになり、『パラダイス』という言葉以外何もない生活モードに入りました。授業で寝て、友達のノートを写して、テスト前日に詰め込む。ギリギリの点数で三年生に上り詰めたわけです。

いよいよ看護学校最後のステージ、三年生へ突入です。様々な領域の実習、そしてそれに伴って大量のレポートを書くという地獄の実習期間が始まります。実習先の病院と病棟が決まると、先に実習で行った学生達の情報で「あそこの実習指導者はやばい！」「挨拶もしてくれない病棟」など、始まる前から地獄に落とされます。そして、いよいよ実習に入ると、噂は紛れもない事実と知らされます。実習指導者や性格の悪い看護師の無視は当たり前。邪魔者扱いならまだマシ。学生は視界には映っていない、もはや、そこに学生の存在さえないこともありました。

令和の今、すぐにパワハラと言われるような怖い看護師は本当に減りました。

さて実習の醍醐味の一つでもある大量のレポート作成。当時はまだ携帯がやっと普及した頃でワープロの時代です。簡単にコピペもできなければ、ネットでググるなんてことも容易にはできません。実習でヘトヘトになり、やっと家に帰ってもレポート作成……と普通はなるのが良い子なのですが、バイトをやめていない私はまずはバイト。そしてバイト後に超集中モードに入り、数時間でレポートを仕上げて実習を乗り越えました。

三年生は実習の毎日のほかに、看護師国家試験の勉強も並行して始めます。早い人は二年生から、大体は三年生に入り始めるとスタートしていたようです。（他人事）私はというと……なんと国家試験の三か月前から勉強をスタートしました。そろそろやらないとまずいかな～と思うだけ。三ヶ月前になってやっと看護師国家試験の過去問五年分が入った本を一冊購入し勉強を始めました。友達はすでに二周分の勉強が済んでいましたが、私は新品のさらっさらの状態。もちろん過去問やってもわかるわけがない。……が、しかし、驚異の集中力とスピード力を持つ私は、看護師国家試験三か月前からバイトをやめ超集中モードで勉強しました。

いよいよ来ました！　看護師国家試験。私が受けた看護師国家試験は三月三日でした。今でも忘れません。朝、たまたま教育テレビをつけると「今日は三月三日の耳の日ですね」「耳の解剖をお勉強しましょう」と、耳の解剖について放映されていました。速攻、看護学校の友達に連絡。国家試験にでるかもよ～なんて話をして試験会場に向かいました。看護師国家試験は指定された某大学まで行き、一日かけて試験を受けます。分厚い付箋だらけの過去問と、あんちょこノートをテスト開始ギリギリまで頭に詰め込み、いよいよ試験が始まりました。超緊張する一問二問……三問目に入った時です。なんと、三問目で耳の解剖の問題が出題されているじゃないですか。三月三日の三問目に耳の解剖の出題をするなんて試験問題作った人最高！　って、試験の最中に思ったのを覚えています。おっと！ここで自己紹介をするのを忘れていました。私のペンネームでもある「ナースみみ」はナースのみみさんと言うことなのですが、もともと私は苗字が某芸能人と同じで、その苗字から「みみさん」「みみちゃん」と呼ばれていました。そして偶然なのか両耳がすごく小さく、自分でも「ナースみみ」と名乗ってブログを書くようになりました。もちろん大好きな数字は3。結婚するのは33歳の3月3日と決めていたくらいです。（実際にこの日に結婚しました）

話は看護師国家試験の三問目の耳の解剖の話に戻りますが、こうして「この試験はもらったぜ」と、変な自信を持ち試験終了。国家試験を終えた夕方、三ヶ月猛勉強した過去問とノートを見つめ、「終わった～」と試験会場のごみ箱に、ノートやテキストを全部捨ててバイトに行ったのは、今では副看護部長を務め、看護学校でも講師をしている私です。

●看護婦長はお母さん

高校と看護学校時代、一時的にバイトをする場所がありました。そう、それは病院。家から病院まで自転車で十分の二次救急を請け負う民間病院です。夏休み、土日など短期で看護助手のバイトをしていました。朝、「行ってきます〜」と、家を出て病院に着くと、さっき家にいた母親が白衣で「おはよう」とにっこり。バイト先の病院の看護婦長は私の母親でした。今も昔も人手不足は同じで、長い夏休みは病院でバイトがお決まりとなり、家でも外でも母親と一緒に過ごしていました。看護婦長をする母親は誠実でやさしく常に笑顔。娘の私が言うのもなんですが皆に尊敬され親しまれていました。おかげさまで「あの婦長から生まれたのが信じられない」と言われながらも、いじめられることなく毎日が楽しいバイトでした。

ナースみみの日記はそこからスタートしましょう。

●そのポリバケツの中は

高校時代、母親の務める病院で看護助手として務めた時のことです。仕事内容は患者さんの身の回りの環境整備、シーツ交換、お風呂介助、おむつ交換。そして、手術室の中の滅菌管理や掃除でした。初めて病院という医療の場所でバイトを始めた時は、何もかもが新鮮で楽しくて夢中で働きました。手術室の中に初めて入ったのも高校生の時でした。今思えば高校生で手術室の中に入って仕事をするなんて、本当にありがたい環境でした。そのバイトの初日の話からしましょう。

まずは手始めに手術室の看護師が案内をしてくれました。手術室は一部屋のみ。その横に中材エリア、そしてもう一つ部屋がありました。大きなシンクと、その横には大きなポリバケツ。沢山の物品について説明をされ、見るものすべて初めてのものばかり。「じゃあ、まずはここに来た機材を洗ってね」と大きなシンクの前に立たされました。説明の通り機材を洗浄していた時のことでした。ごみを捨てようと横にあるポリバケツを開けました。開けた瞬間、目と鼻をツンとした刺激臭。そして、バケツの中を見た瞬間、衝撃を受けました。手術で切除されたあらゆる臓器が沢山入っていました。一番上には切除された乳房。

そして切り取られた腸などの臓器。あとから看護師に説明を受けました。病理にも出すことのない臓器を入れるホルマリンが入ったバケツだったのです。いっぱいになると業者が持っていくとのことでした。

まだ十代半ばの小娘が初めて見る臓器。不思議と怖いとか気持ち悪いとか思うことなく、「人間の体ってすごい」と、手術室の看護師に興味をもった瞬間でした。

●誕生日には葬儀屋からの花束を

病棟でバイトをしていた時のことです。ナースステーションの横の休憩室には時々花束が置いてありました。そして、その横にはストッキングが一つ。そう、職員の誕生日になると病院と契約している葬儀屋から花束とプレゼントが届きます。「患者さんが亡くなった時は、私の葬儀屋をお選びください」という、暗黙の営業活動なのでしょう。昭和後期のバブルの時代の葬儀屋ってすごい。今ではそんな葬儀屋は存在しないでしょう。そもそも葬儀屋が何故誕生日を知っているのか。副看護部長になった今、毎年葬儀屋さんがカレンダーを持ってきてくれますが。今考えると昔は本当にすごかったなぁ。

……と思っていたら、まだ花束のみ続いているという事実が発覚。世の営業マンさん。女性が多い職場などには、ちょっとしたプレゼントや感謝を伝えるだけで、売り上げが爆増するのかもしれませんね。（病院では不謹慎ですが）

●小箱の中のベビー

私には今でも忘れられない箱があります。当時、手術室でバイトをしていた頃、ある医師が私に言いました。「あの冷蔵庫（医療用）の中の箱を持ってきて。」と。大きな冷蔵庫の中には、長方形の片手で持てるほどの小箱がありました。私はそれを持って医師に渡しました。すると医師は患者さんに渡す前に言いました。「今から患者さんに渡すけど、その前に中を見ておく？」中に何が入っているか聞いていなかった私は興味津々に「はい！」と見ることを希望しました。そこに入っていたのは、小さなベビーでした。大きさでいえば七センチあるかないか。七センチのベビーには、しっかりと頭・手・足・顔がありました。生まれることが出来なった流産で生まれたベビー。こんな小さい箱に、一つの生命。軽いのに重い。まだ十代の私にはその重さを理解することは難しく、大人になった今、自分の子供を産んで初めてその重さを知る事となりました。

●ＨＩＶ患者の死

看護助手として外科病棟にバイトをしていた時です。

ある四十代の男性患者さんが入院してきました。患者さんは大腸の炎症がひどく人工肛門を造設。それでも大腸からの出血は止まらず貧血が悪化。医師もなぜ悪化するのか頭を悩ませていました。そして、間もなく歩くことさえできないほど衰弱していきました。

当時、その患者さんにはいつも一人の男性が面会に来ていました。身の回りの世話をして帰る、そんな毎日が過ぎていきました。


あるカンファレンスの日に医師がこう言いました。「あの患者さんＨＩＶかもしれない」と。当時、ＨＩＶ検査は今ほどメジャーではなく、ＨＩＶ患者を診ることも稀でした。医師は検査を実施。診断はＨＩＶでした。検査結果に病棟は一時大騒ぎをしたのを覚えています。さっきまで普通に病室に入ってケアしていたのに、ＨＩＶと診断されてからは突然の「面会謝絶」。そして、レッドゾーンとなりました。大腸の炎症はＨＩＶからくる症状ですでに回復を望めない状態となり、主治医は面会にくる男性に病状説明を行いました。医師は患者が同性愛者であることを感じていたのでしょう。医師からの病状説明を受けた後、面会の男性はこう言いました。

「私は同性愛者です。彼がＨＩＶなら私もでしょうか。」

男性はゆっくりとそう答えました。

しばらくして、そのＨＩＶ患者さんは亡くなりました。高校生の私はＨＩＶも同性愛者もＨＩＶによる死も、すべて理解することが出来ないまま患者さんを見送りました。

あれから三十年、ＨＩＶ患者さんを何度か受け持つことがありました。当時は理解できなかった私も、今はプロの看護師として看護することが出来るようになりました。

●「死」がわかる

この話は家族以外に話したことがなく、初めてこの場で書いています。

看護学校時代、私にはある能力があることに気が付きました。（信じがたい話ですが）病院にいる患者さんの頭に緑色の炎のようなものが見えるようになりました。これも説明できないのですが、全員ではなく一部の人間の頭にだけ見えました。そして、その炎が消えかかると患者さんは亡くなることに気が付きました。そんなある日、街中で親子（父親と六歳くらいの子供）が前から歩いてきました。その時、子供の炎が消えかかっているのが見えました。病院だけでなく街中でも見えるようになり、次第に霊安室などの前に行くと気分が悪くなるなど、生活に支障をきたすようになりました。

そんな時期に親戚の葬儀に行くことになったのですが、私は葬儀場で気を失い何かに憑依された状態となり、そこにいたお坊さんに除霊をうけるという事態が起きました。結局、その後も霊感体質は変わらず、最後は紹介された霊媒師のところにいくことに。すると、私は憑依体質であること、三人の強い守護霊がいること、その能力を使って人を助けることもできるけど、その能力を無くす事もできると言われました。私はその場でこの能力を無くすことを選んで除霊をしてもらいました。不思議なことにそれから炎も見えず霊感体質もなくなりました。ただ、今でも第六感が働く瞬間が時々あります。

第二章　総合病院

●手術室という戦場へ

看護師国家試験の受験も終わり、晴れて看護学校を卒業することができました。卒業旅行ではラスベガスで遊びまくりの春休み。同時に地方公務員の試験も無事合格し、晴れて総合病院に就職、看護師としてのスタートを切りました。

さて、入職時にはそれぞれが希望の部署を出します。私は当時、誰もが一番行きたくないという部署、「手術室」を選びました。なぜなら人間の体の中を普通は見ることはできません。私は、まずはそこに興味を持ちました。もちろん希望者のいない部署には一発で配属決定。新人一名で乗り込んだ手術室は、私にとって「ナースみみ」の土台となった希望でもありますが、悪夢でもあるスタートでした。

手術室は全部で七部屋。一日に十件以上の手術が同時に行われます。

平成初期の看護の世界って今とは随分違います。ハラスメントという言葉がまだ普通には使われていない時代で、とにかく怖い看護師ばかりでした。

今までダラダラの生活を送っていた私は「命を預かる」そのすべてに緊張し、そして責任を負うということのプレッシャーを初めて経験。手術室に配属されてからは、毎日先輩看護師に怒鳴られながらも必死に勉強しました。手術の術式の分厚い本をいくつも買い、国家試験以上の勉強。「命を預かる」ことのプレッシャーにつぶれそうになりながらも、私の中で大きく何かが動き始めました。仕事が終わってから、夕食後は母と機械出し（手術で使用する器具）の練習として、ナイフやフォークで医師に渡す練習を何度もしました。病院の図書室では、機械の名前、機械の使い方、術式（手術の進め方は順番があり、それをすべて頭に入れます）、医師の名前（全科の医師が来るので大変！）、それぞれの医師のやり方（医師で独自のやり方がある）、解剖、とにかく丸暗記しました。毎日毎日、仕事が終わって機械出しのイメージトレーニングをして寝たものです。

手術室看護師の仕事には、機械出しの直接介助と外回りの間接介助があります。間接介助は術前に患者さんの所へ訪問し、アセスメントや看護計画、手術中の機械出しの看護師の介助、医師の汗ふきから無影灯の調節、患者さんの全身状態の把握など、とにかく手術室の看護師は学ぶことが沢山ありました。看護の世界で学ぶ量第一位は手術室の看護師ではないかと思うほどです。希望でもあり悪夢でもあるスタートでしたが、手術室で学んだ一年間は私にとって一番勉強し一番成長した職場でした。

では一年間という短い手術室勤務での「ナースみみの裏日記」をご覧ください。

●大晦日の出刃包丁事件

手術室に勤務して初めての年越しは当直でした。何もなければ寝ていてもよい当直。休憩室で紅白歌合戦を先輩看護師と見ていました。そこに一本の電話が鳴りました。

「緊急手術。腹部に出刃包丁が刺さった患者、一名入ります」看護学校を卒業して、まだ社会人一年目の私にはドラマの世界にいる気分でした。先輩は冷静な顔で「はい、準備しましょう」と急に年末大晦日のムードから緊急手術のモードにスイッチ。私はドキドキしながら先輩と準備に入りました。すぐに救急外来からストレッチャーで一名の男性患者が運ばれてきました。見て驚きました。大きな出刃包丁がお腹に刺さっており、男性は意識もなくまさに一刻を争う状態。すぐに全身麻酔を行い外科手術が始まりました。無影灯に照らされる一本の出刃包丁。一人の先生が出刃包丁を持ち言いました。「いい？抜くよ」ゆっくりと抜かれた出刃包丁は真っ赤に染まり、初めて見る私には、夢なのか現実なのか、それさえもわからないような感覚で渡されました。抜いたと同時に大量の出血。同時に輸血を行いながら止まらない出血と戦った数時間。ふと、時計をみると夜中の零時を回ろうとしていました。誰かが止まらない出血と戦う中で、小さい声で「あけましておめでとう」

とつぶやき、「どうか助かってくれ」と、その場の医師と看護師が合わせて声をだしました。社会人一年目にして初めての年越し瞬間は、命にかかわる切実なお願いをした瞬間でした。手術は無事に終了。その後は集中治療室に入るので、回復して退院したのか亡くなったのかはわかりません。

いまでも大晦日になると思い出す出刃包丁事件。そんな看護師一年目の大晦日でした。

●手術中の心停止

胃がんによる胃全摘術の手術で間接介助をしていた時でした。胃切徐の最中、麻酔科の医師が叫びました。「心停止！」一瞬で手術をしていた医師達の手が止まり、モニターに集中。波形はフラット（心停止）！　突然のことに、看護師一年目の私はどうしていいかわからず放心状態。すると、そこへ大きな声で「ＤＣ（カウンターショック）持ってこい！」と麻酔科医が叫びました。間接介助の私は急いで廊下にあるＤＣを運びました。麻酔科医が「１５０！」と指示をだし「よしやるぞ」とＤＣを持ちましたが、なんと電源が入らない……。そう、ＤＣは故障していました。（もちろん点検時は作動していた）若い麻酔科医はパニックになり、「上の先生を呼んできてくれ！」と私に言いました。すぐにトップの麻酔科医が登場。その瞬間、即座に患者の胸を大きく一撃打法しました。（胸部打法といって拳で心臓のあたりを強打することで心臓に衝撃を与える方法）するとフラットだった心電図がドラマのワンシーンのように波形再開。その場のスタッフ全員が、「お〜」と拍手。先輩医師は若い麻酔科医に「機械も必要だが、まずは自分の手しかないと思って動け。胸部打法はしなかったのか」と言いました。この言葉は新人看護師の私に大きく響きました。はじめての手術中の心停止。冷静に自分の拳だけで対応し、心臓を動かした医師の顔は今でも忘れません。

●セクハラ医師との闘い

当時、手術室には新人看護師をターゲットにしたセクハラドクターがいました。新人の私は抵抗もできず、幾度となく誘ってくる医師を避けて仕事をしていました。

ある手術の時でした。

私は直接介助のためイソジンを使用して数分念入りに手洗いをし、滅菌された緑色のガウンを着て手術室に向かいました。その時です。前からセクハラドクターはやってきました。このセクハラドクター、私に気が付いた瞬間、手洗いもガウンも着ていない不潔な状態で私を抱きしめマスク越しにキスをしてきました。あまりの出来事に手術室全体に聞こえる私の叫び声。しかし誰も気が付かず新人の私は泣きながら、もう一度手洗いをやり直し。そして麻酔のかかった患者や医師を待たせた事で先輩からは怒られるという出来事がありました。新人の私はこの件を誰にも言えないまま時が過ぎました。

数か月後、この医師は他の看護師にもセクハラで訴えられて解雇となったのです。このセクハラドクター、今は開業しているという噂。三十年たってもそのセクハラドクターの名前は忘れません。O先生！

●卵巣と歯と髪の毛と記念写真

二十代女性。卵巣嚢腫の手術を担当した時のことでした。

手術前に患者さんのところに挨拶（術前訪問）に行くのですが、彼女の片方の卵巣は子供の頭ほどの大きさで腹部全体が大きく膨れていました。私は手術の説明をし、最後に何か聞きたいことがありますか？　と言うと、「取った卵巣と一緒に写真が撮りたいのですけど、いいですか」と彼女は話しました。当時は、まだ何をするにも個人情報や感染対策など、ルールというものは今ほど厳しくなく、先生も「いいですよ」と簡単に許可がおりました。

翌日、予定通り全身麻酔下で卵巣摘出術が行われました。摘出した大きな卵巣をメスで開くと……中には大量の長い絡まった髪の毛と、複数の歯が出てきました。卵巣嚢腫とは成熟嚢胞性奇形種というもので、卵巣内の卵子が分裂し人体の組織を作り出します。初めて見る新人看護師の私は、沢山の絡まった髪の毛と複数の歯を目の当たりにし、患者さんがこの写真を撮ることが果たしていいのかと不安と疑問で悩みました。麻酔から覚めた彼女に、執刀医が摘出した卵巣を膿盆に乗せて持ってきました。「取った卵巣みる？写真撮りたいって言っていたよね」。私はあまりのグロテスクな卵巣の状態に、無理でしょ……と心配になっていましたが、彼女は私の想像とは反対のリアクションでした。「わ〜〜すごい〜。これが卵巣？　髪の毛！　わ〜歯も!!　すごい！」

なんと、笑顔で自分の卵巣を迎え入れたのです。術前に髪の毛や歯が出てくるケースがあることを聞いていたのでしょう。驚きは「感動」のような反応でした。希望通り摘出し、半分に切りひかれた卵巣嚢腫の横で彼女は笑顔でピース。「自分の一部だからね」そう答えた彼女の笑顔は今でも忘れません。大切な卵巣を摘出するまでの思いは、かなり辛いものでしょう。医師の説明で覚悟を決めて、最後は記念写真を撮れるまで受け入れたプロセス。患者さんが「覚悟」を決め、「受け入れ」て「前に進む」。私はこのプロセスに関われる仕事がしてみたい。手術室一年目の終わりに病棟で仕事したい！と思うようになりました。

●大ホールの真ん中で愛を叫ぶ

重度の知的障害である二十代の男性患者Aさんの手術の予定が入りました。局所麻酔での下肢にできた良性腫瘍摘出術。手術室看護師の一つの仕事に術前訪問があります。病棟に行きカルテをチェック。患者さんに手術の流れを説明し患者さんの不安を軽減させることが目的なのですが、重度知的障害のAさんは、とにかく「手術が怖い」ことが一番の問題でした。手術の話をすることは不安を大きくしてしまうため、一年目の私はどうするべきなのか悩んだ術前訪問でした。まずは手術当日の担当である私の名前と顔を覚えてもらおうと病室に入りました。Ａさんは初めて見る看護師に不安な表情でしたが最後は笑顔を見せてくれました。結果、手術の細かい話はご両親のみに説明して術前訪問を終えました。

手術当日。

手術室に入った瞬間からＡさんは大騒ぎでした。「怖い、嫌だ」と逃げるＡさん。医師も看護師も皆で対応しましたが一向に手術台に上がってくれません。悩んだ私は「Ａさん、怖いよね。私が手を握ってあげるから頑張ろうか」そう、やさしく声を掛けました。手をつないだＡさんと私。一瞬でＡさんは落ち着き手術台に上りました。

「看護師さん、ずっと手を握ってくれる？」

その場にいた医師も看護師も一瞬固まりました。なぜなら私は間接介助（外回り看護師の担当）。手を握っていたら外回りの仕事はできません。しかし、手を離せばＡさんの手術は出来ない。医師が目で合図しました。結果、私は手術中Ａさんの横たわる手術台の下に座り、ずっと手を握って声をかけ続けました。全部で二時間ほどの手術だったかと思います。局所麻酔も手術も手を握ることで乗り越えたＡさんでした。

それから数か月のことでした。外来の大きな待合室をたまたま通った時のことでした。ホール全体に響きわたる声で誰かが私の名を呼びました。振り返ると「結婚して〜」と私に向かって走ってくるAさんでした。家族に付き添われての外来受診でした。家族からは私のおかげで手術が無事にできたこと、そのあとも看護師さんを探していたこと等、感謝と好意の気持ちを聞かせてくれました。手術中の手を握っていたあの時間。Aさんにとって安心でもあり、恋が芽生えた時間でもあったとのこと。「結婚して」と叫ぶほど安心を与える事ができた、手を握った私との時間。

看護師の手の持つ力に、嬉しさと恥ずかしさを感じた出来事でした。

●カイザー担当

手術室に配属されて一年目は婦人科の担当になりました。特にカイザー（帝王切開）の担当の時には、一日に五件程のカイザーを行います。一つの手術室をカイザーでフル回転させるので一人が生まれると、すぐに退室させて掃除、消毒。次のカイザーの準備に入ります。カイザーの術式は基本的には同じ流れなので、一日同じ行動を五回繰り返すことになります。カイザーの凄いところは、生命の誕生の瞬間をこの目で見られること。まだ出産を経験したことのない新人看護師にとっては、ただただ感動の連続でした。下半身麻酔をして意識のある状態でベビーが出てくるのを待つ母親。お腹から取り出され医師の手に抱かれたベビーを母親の顔の前に出す瞬間は、この手術室にいる者しか見ることが出来ない奇跡の瞬間です。しかし、中には呼吸をしないベビーもいます。すべてのベビーが元気に母親と退院できるとは限りません。

本当に出産は命がけであり、そのすべてが奇跡なのです。

●カツラ装着指導

ある男性患者さんの術前訪問。手術の一連の流れの説明を終え、他に何か心配なことや看護師に伝えておきたい事はありますかと確認したときでした。

「看護師さん、僕ね。カツラなのですよ。でも家族にそれを話していなくて。だから手術室に入ったら外して、手術室出る前に元に装着してもらっていいですか。家族に気が付かれないようにお願いします」

と、男性は言いました。その男性の髪型はとても自然でカツラと言われるまで気が付きもしませんでした。男性はカツラを清潔区域の手術室に入れてはいけないと思ったのでしょう。確かに手術部位によってはカツラを外さないといけません。この男性の場合、外すことが必要とされました。その結果、術前訪問はカツラ装着指導となり、患者さんの頭からカツラを外す、そして正しい位置に装着するといった、患者から看護師へのカツラ装着指導の時間となりました。

そして、手術当日。

正しい位置を確認。家族と離れた瞬間にカツラを外し、術後正しい位置に装着して家族の元へ戻りました。

手術よりもカツラの位置に神経を使った出来事でした。

●入れるのも取るのも

「今日はちょっと特殊なオペに入ってね」

そう突然言われて入った手術の術式を見て驚きました。

「真珠摘出術」

男性性器の一部分に埋め込まれた複数の真珠を局所麻酔で取り出す手術。まだ二十代前半の新人ナースには理解できない手術でした。

なぜ性器に真珠が入っているのか。しかし、医師と患者の会話で少しずつ理解しました。

「前の彼女のために入れたけどさ、今の彼女が痛がってさ」

真珠が取り出され、膿盆に「カラ～ン」と高い音がなるたびに赤面する私。

男性医師と男性患者、なぜ介助に若い私を付けたのか。

手術室っていろんなドラマがあるのです。

● 怒りの矛先は

怒ると怖いで有名なベテラン医師の手術に入った時でした。介助には若い医師が入りました。その若い医師の介助の遅さに、イライラしながら終始激怒。直接介助についていた私は、怒られる医師をフォローしながら機械出しを行っていました。すると、いよいよ逆鱗に触れたベテラン医師がメイヨー板（器械を乗せる台）に持っていた針付きの持針器を叩きつけました。その時です。勢いで飛んだ針が私の目の下にブスリ。目に入らなかったのが奇跡といっていいのか。さすがのベテラン医師も手術を止め、私はすぐに洗浄するため直接介助を別の看護師と交代しました。平謝りのベテラン医師もさすがに反省した出来事でした。怒りの矛先は私であり、何も知らない患者さんでもあります。

本当に手術中っていろいろあります。

第三章　がんセンター

●セクハラからの大異動

さて、看護師二年目の私は県立病院の手術室から、たった一年でがんセンターへ病院異動となりました。私以外にもセクハラを受けていた看護師が病院に訴えセクハラドクターは解雇、残された私たちも異動の希望を聞かれたわけです。当時、私は八時間かかる手術中に動けなくなり、そのまま「腰痛ヘルニア」で一週間入院し、その後も症状に悩まされていた時期でした。そのため一年という短い期間で手術室をあとにし、入職二年目はがんセンターへ異動、婦人科病棟へ配属となりました。

初めての病棟勤務。名前の通りがん専門病院なので患者さんは癌を患っています。広くて明るい病棟は閉鎖的な手術室とは違って開放的でした。ここでの勤務は四年間。いろいろな事がありました。当時の勤務形態は三交代。日勤を八時からして十七時に帰って、夜中の一時から勤務。管理職となった今は日勤だけなので、当時を思い返しても本当に体に悪いサイクルだと思います。（今もそうやって頑張る看護師に感謝！）体に悪いと言えば、今から三十年前はナースステーション内の休憩室でタバコを普通に吸える時代で、喫煙者との休憩は吸わない私にとって地獄の時間でした。ナースステーションで医師がタバコも吸えていた時代。令和の今、休憩室どころか病院敷地内にも喫煙場がないのが普通となり一体何が常識なのか。本当に時代で変わっていきます。今でこそブラックな病院は叩かれ減ってきましたが、当時は勤務の終わる十七時から病棟会や勉強会は当たり前。それがなくても帰りは二十時以降という勤務でした。

そんな四年間のがんセンターでのナースみみの裏日記を書いていきたいと思います。

※先に書いておきますが、少し内容がセンシティブなので、ご注意ください。

●妻を抱えて

ある五十代の子宮頸がんの末期患者さんがいました。彼女の横にはいつも傍で寄り添うご主人。面会時間になると必ず来て面会終了時間まで横にいました。しかし治療の効果もなく病状は進行し彼女は亡くなりました。

病院では患者さんが亡くなるとご遺体の搬送をどの業者に依頼するか確認します。大半は互助会か病院の紹介する葬儀屋を選ばれます。しかし、ご主人は言いました。

「自分の車で自宅に連れて帰ります。」

当時、私は業者に頼まない家族は初めてだったので驚きました。ストレッチャーでご遺体を車まで運び、なんとか車に移動し退院されました。死後硬直などもある中で丁寧に扱う必要のある死後の数時間。それでも自分の手で自宅に帰らせたかったのでしょう。看護師三十年、業者に頼まず自宅に戻られた患者さんはこの方だけです。

●窓に映るのは

当時、私は七階の病棟で勤務していました。病院の建物は十階まであり、とても見晴らしの良い病室でいつもの通り「体調はどうですか？」と、患者さん一人ひとりに声を掛けながら検温を回っていました。窓際の患者さんの検温をしていたその時です。その後ろの窓に人が落ちていく瞬間が見えました。すぐに飛び降りだ！　思ったと同時に床に叩きつけられた衝撃音が聞こえました。そこにいた患者さん達は音には気が付いたものの、まだそれが飛び降りだとは気が付いていません。私は急いで大部屋のカーテンを閉めました。自分の心臓がバクバクと鼓動したその瞬間、エマージェンシーコールがかかりました。大勢の医師と看護師が踊り場に集まり蘇生を試みましたが帰らぬ人となりました。ここは七階。十階から飛び降りた患者さんは踊り場の三階に倒れていました。病気を苦の自殺でした。窓にうつる最後の姿を今も忘れることができません。

●彼女の背中

年齢は五十代前半のとても綺麗な女性が入院してきました。彼女の病名は乳がん。自分の受け持ち患者となり、入院するまでの生活、病気への思い、心配なことなど沢山の話をして、一緒に治療を頑張っていきましょうねと、私の立てた看護計画書にサインをしてもらいました。そして、彼女の治療は抗がん剤治療からスタートしました。抗がん剤治療で嘔吐や頭痛などの副作用はありながらも、彼女は治療に前向きでいつも笑顔を見せてくれていました。ある日、抗がん剤の副作用で入浴をする体力もなくなり、清拭をする事を提案しました。それまで自分で保清はできたいたため、彼女の体を観察するのは初めて。温かいタオルを開いて彼女の背中を拭こうとしたときです。細くて白い背中には多数の腫瘤がありました。私は見た瞬間手が止まり緊張が走りました。すぐに医師に報告。彼女の背中の腫瘤は皮膚癌の可能性が高く、それを清拭するまで誰も気が付くことなく経過していたのです。転移なのか原発なのか不明であり、医師の治療方針も変更することになりました。その翌日、私が夜勤に入ったときのことです。申し送り前に自分の受け持ち患者に声を掛けることをしていた私は、彼女のベッドに挨拶にきました。しかし、そこにはシーツさえも敷かれていないただのベッド。転室したのかと思いステーションに戻り確認すると、昨夜急変して帰らぬ人となったことを知らされました。清拭で知った皮膚がん。その翌日の急死。解剖も提案されたそうですが、家族の意向で死因は特定されないまま自宅へ無言の退院となりました。

診断がつくと医療者はそこに向けて意識が集中しがちとなります。清拭で知ったその事実は、その後のナースみみの看護観を大きく変える出来事となりました。

● 形見分け

私の受け持ち患者、右卵巣がん末期の五十代のTさんの話です。

入院時は歩行もでき明るい性格でシャープな顔立ちのとても美人な女性でした。しかし、病気の進行は早く数か月でベッドから起き上がれないほど衰弱し、残された時間もわずかと宣告されました。終末期の看護として受け持ち看護師の私は何ができるのか。がん性疼痛で苦しみながらも家族が面会にくると笑顔で迎える彼女に散歩を提案しました。ご主人と息子さんが面会で来た時、散歩の提案には驚きながらも喜んでくれました。Tさんをベッドに乗せたままエレベーターで移動し、正面玄関を出て外の広場まで出ました。Tさんにとって久しぶりの外の空気。静かにほほ笑むTさんのベッドを囲み、ご家族と一緒に写真を撮りました。

それが最後の散歩となり、その後眠るように彼女は亡くなりました。

それから一か月くらいしてからのことでした。ご主人が私に会いに病棟に来ました。ご主人は大きな白い紙袋を持って私に言いました。「妻のものを少し整理しはじめました。これは妻の形見分けです。みみさんに貰って頂けたら妻も嬉しいと思って」と手渡してきました。私はまだ形見分けの意味もよくわからず、大好きだったTさんのものを素直に受け取りました。

白い袋の中にはTさんが生前着ていた洋服や小物が沢山入っていました。受け取った私は、それを自分で使用することはなく看護師寮のクローゼットの奥に保管。月日が経ち仕事の忙しさもあり形見分けの存在も忘れていきました。

それから数か月が経ったころでしょうか。自分の右足の付け根が痛むようになりました。整形を受診しても問題なし。しかし、次第に右足の付け根の痛みとともに、下肢にしびれが出始めました。私生活にも支障を来たし睡眠不足にもなりました。湿布・痛み止め・整体・電気・針・お灸……あらゆることをしても、その痛みとしびれは収まらず一年が経過しました。

藁にも縋る思いで母親に相談。そこで、とある有名な霊媒師（以前、私の霊感を無くしてくれた霊媒師）にみてもらう話しが持ち上がりました。彼女は当時九十代。両目が見えず不思議な能力を持ち、それを人のために役立てたいと金銭も取らない霊媒師でした。原因不明の右足の痛みを霊媒師に霊視してもらいました。すると「あなたは誰かの形見分けを持っているでしょう。その方が忘れないでと言っている。その形見分けはご主人に返し、まださまよっている彼女を忘れないようにして。ここで供養しましょう。」と言いました。まさかTさんが忘れないでと私にメッセージを送っていたとは思いもよらず。思い返せば一年前、亡くなる寸前まで彼女は右足の痛みとしびれをずっと訴えていました。彼女は同じ思いを私に与えて忘れないでと訴えていたのです。寮に帰ってクローゼットの中をみると、確かに一年前に受け取った白い袋がそのまま保管されていました。私は彼女の形見分けを一つ一つ手に取ってTさんを思い出し、そして彼女の形見分けをご主人に返すことを決めました。

しかし私はTさんの家を知りません。入院中にご主人がラーメン屋を経営している事と、そのラーメン屋の名前は覚えていたので奇跡的に見つけることができました。ラーメン屋の中に入ると、そこには一年前と変わらないご主人の姿。私をみて驚いていましたが、ご主人に今日までのことをすべて話すことにしました。するとご主人は驚いた様子でこう言いました。「実はここ最近、息子の小さい時に使っていたおもちゃが急に動きだしたり、音が鳴ったりと、不思議なことが多かったのです。きっとTがさみしくてやっていたのだろうな」と。私とご主人はTさんとの思い出を話し、そして形見分けをお返ししました。私はラーメン屋を出て空を見上げました。Tさんを決して忘れないこと、そして、Tさんにありがとうと心で唱えました。

不思議な事ですが、その日から足の痛みは消えました。Tさんの忘れないでという思いが、きっと安心に変わったのかもしれません。

●150キロ

二十代の女性が子宮高度異形成にて子宮円錐切除（子宮の入り口を円錐型に切除する術式）予定で入院をしてきました。その患者さんは一つ大きな問題がありました。それは彼女の体重が百五十キロという事でした。平均女性体重の約三倍の体重であり、事前の情報でわかっていたものの想像より体は大きく、自力での寝返りもやっとという状態でした。そして、医師・患者が術前から懸念していたこと。それは患部が子宮ということ。処置や検査、手術はすべて両足を開いて行う必要があります。しかし、彼女の足は大きく太く、太ももを開脚できても太ももの脂肪で陰部が見えない状態でした。協力的な彼女も一生懸命開こうとしますが、やはり見えません。出勤していた看護師が集まり、まずは太ももを左右に開き、そして、太ももの脂肪もまた別の看護師が見えるように開き、彼女の内診ひとつに大勢の看護師が必要とされました。手術も通常の三倍の人手を要しましたが、なんとか無事に終わり退院されました。

●芸能人の母

ある芸能人の母が入院してきました。彼女はテレビに映る息子を微笑ましくみつめていました。当時、息子がテレビにでる頻度は高く、一緒に病室で息子の姿を見て笑って見ることもありました。彼女は子宮癌で入院していましたが、抗がん剤や手術の効果もあり、大きな再発のリスクもなく元気に退院していきました。最後は笑って私に手を振って帰ったのを覚えています。

それから数日。

彼女が踏切に入り自殺したことを知りました。まだ芸能人の息子がテレビで活躍していた時でした。息子の活躍をいつも嬉しそうに見ていた彼女。辛い治療にも耐え病気を克服して退院した彼女は、誰にも言えない何かを抱えていたのかもしれません。抱えていた彼女にもっと寄り添っていたら、私にもっと何かが出来ていたら。そう彼女の笑顔の裏側を見ることが出来なかった自分が今もいます。

●大きな穴

八十代の子宮癌の女性が入院してきました。彼女は子宮の違和感に気が付いていたものの、病院に来た時にはすでに陰部に大きな腫瘍ができていました。入院してまもなく、彼女の癌は子宮にとどまらず陰部すべてを飲み込み、足を開くと子供の頭が一つ入るほどに穴が開いた状態となりました。陰部は原形をなくし排尿も排便もすべて一緒の状態。二十四時間激しい痛みに耐えながら、排泄時には気絶するほどの痛みを伴いました。彼女の患部から出るにおいは病棟の廊下まで流れ、他患への配慮もあり彼女は個室管理となりました。一時間に何度も鳴るナースコール。そのたびに陰部洗浄を行うのですが、辛い表情をする彼女にどうしたらいいか、看護の在り方に苦しむようになりました。手術も不可能。入浴も不可能。二十四時間寝たきりで痛みに苦しむ彼女。結局、提案したのはモルヒネでした。少しでも苦痛をとること。それは同じくモルヒネで寝る時間が増えることも意味しました。モルヒネの持続皮下注射を始めてすぐ、彼女は痛みから解放されナースコールを鳴らすことが減りました。時間になったら浸出液で汚れたおむつを替え体位交換をする。それは死を待つだけの時間にもなりました。そして彼女は徐々に反応が鈍くなり数日後この世を去りました。

死後の処置をする時には、がん細胞から出る悪臭を出来るだけで出ないように、陰部を綺麗に洗い沢山のガーゼで蓋をするように処置をしました。

「これで楽になったね。」

私たちは手を合わせて彼女を見送りました。

●母へ見せるナース姿

十代の双子の姉のほうが子宮頸がんで入院してきました。入院した時には全身の転移もあり、彼女の余命は数か月。母と妹に告知がされました。まだ十代の彼女には告知は控え治療を行うことになりました。彼女の夢は看護師。看護学校を休学しての入院でした。毎日のように母と双子の妹が面会に来て彼女と一緒に過ごしていました。治療の効果もなく、日に日に病状は悪化し、進行する貧血に起き上がることも困難になっていく姉。受け持ちの私は告知をされない彼女に対して何ができるか、日々悩み苦しみました。もう彼女がこの世で生きている時間はない。ある日、私は彼女に聞きました。「今、何かしたいこと、やってみたいことはある?」と。すると彼女はこう言いました。「お母さんと妹に看護師の姿を見せたかった」彼女の過去形の言葉に自分の余命がないことを知っていると確信しました。私はカンファレンスで医師を交え提案しました。私の白衣を彼女に着せて母親と妹に見せてあげたいと。カンファレンスでは余命のない彼女の夢を叶えてあげようと賛同があり、日時を決め、彼女に白衣を着せて家族に見せるという時間を作りました。母親と妹には内緒にし、いよいよその日がきました。普段はベッドで寝たきりの彼女は、その日は私の普段使う白衣に着替え、しっかりとした立位で母と妹にその姿を見せました。余命が短いことはもう誰もがわかっている。白衣を着た彼女の姿に母親・妹・看護師もみんなが涙を流しながら「素敵だね」と彼女に声をかけました。そして、全員で集合写真をとりました。その後、彼女は静かに息を引き取りました。

私の手元には今もその集合写真があります。

●人生を変えてくれた新倉先生との出会い……奇跡2

看護師五年目。私は看護学校で実習にくる学生をよく受け持っていました。ある実習初日、数名の看護学生を連れて男性の先生が挨拶に来ました。その瞬間、衝撃を受けたのを今でも覚えています。なんと、その先生は高校の時、おバカな私を数学の天才に変えた新倉先生でした。お互いに何が起きたかわからないほどの驚き。新倉先生は当時の高校から数か所異動し、現在は私の働く病院の隣にある看護学校の校長になっていました。高校から十年弱が経っていましたが、お互いに忘れることなく嬉しい気持ちでいっぱいでした。

「いつでもいいから校長室に遊びにきなさい」そう笑顔で奇跡の再会を終えました。

しかし、仕事の忙しさと、いつでも会えると思っているうちに結局それ以降会うこともありませんでした。

また奇跡は起きることも知らずに……。

●ベッドの下の一万円

ある身寄りのない七十代の女性患者さんが入院してきました。身寄りのない彼女は面会に誰かが来ることもなく、必要なものは売店に行き自分で調達。入院中はいつもベッドで過ごされていました。治療中ではあるものの、彼女は身の回りのことはすべて自分で行っていました。

一週間に一回行われるシーツ交換も「すべて自分でやるからベッドに触らないでね」と私たちに話していました。その言葉の裏側に意味があることも知らず。

あるシーツ交換の日、彼女の検査の日と重なってしまい、いつまでも交換されない寝具に私は気を利かせたつもりで彼女のシーツ交換を始めました。汚れた布団の包布をはがし敷かれたシーツをはがした時でした。マットレスとベッドパットの間に何か挟まっているものが見えました。ベッドパットからはみ出たものは大量の一万円。ベッドパットの下一面に一万円が敷かれていたのです。どういうことなのかさっぱりわからない私はパニックになり急いで閉じました。何事もなかったように汚染されたシーツ類をすべて戻しその場を去りました。ステーションに戻った私は、シーツ交換はしないでねという彼女の約束を破ったこと、それによりその理由が大量の一万円が隠されていた事を知ってしまったことを誰にも話せずにいました。

時が経ち、彼女は無事に退院していきました。そして退院とともにベッドパットの下の一万円もすべてなくなっていました。

きっと身寄りのない彼女は全財産を自分で管理し、そして自分の寝床に隠していたのかもしれません。開けてはいけないパンドラの箱を開けてしまった事、今でも反省している私です。

●びわの葉

乳がん末期、全身の骨転移の患者さんがいました。できる治療はすべて行い、効果のない病状に加え、日に日に増す癌性疼痛に二十四時間苦しんでいました。腕を曲げる、足を曲げる、体の向きを変える、すべて看護師四人で声をかけあってゆっくり行います。とにかく痛みが激しく、苦痛をとるのが彼女の一番の希望でした。そんなある日、彼女に会いに一人の女性がやってきました。彼女の手には大きな数枚の葉っぱ。それはびわの葉でした。彼女はそのびわの葉を持ちながら言いました。「病院にびわの木があるのね。これね、痛みに効くのよ。びわの葉のエキス、今度作ってくるね」と。調べてみると、びわの葉を乾燥させて焼酎につけてエキスを抽出し、それを飲んだり、患部に湿布として使用すると鎮痛などの効果があるとのことでした。すでにあらゆる鎮痛剤を使用している患者さんたちは、そのびわの葉を求めて院内を散歩したり、友人たちに頼み始めました。がんセンターに、びわの木が沢山あるのは偶然なのかはわかりません。そして効果も私自身の評価はできません。しかし痛みを軽減できるかもしれないという希望を持つことが治療意欲も増すことにもつながります。

葉っぱの付いていないびわをスーパーでみると、この日の事を思い出します。

●僕の骨はあの山へ

悪性脳腫瘍で失語症もある三十代の男性患者さんが入院してきました。つい最近までバリバリのサラリーマン。芸能人のような顔立ちだが、悪性脳腫瘍による圧迫で言葉も表情も失い、彼にできることは耳で聞いて理解する事と、なんとか使える指でメールを打つことのみ。すべてに介助を有する車椅子での生活でした。そんなブローカ失語のある彼を受け持つことになりました。私が話す言葉に、彼はパソコンで返事をするというコミュニケーションで会話を成立させていました。また、主治医にも許可をもらい本人と直接メールをするようにしました。(今では許可されにくいでしょう)「わかっているのに言葉がでない。つらい。苦しい。」「いつもありがとう。大丈夫」

入院生活が始まって数ヶ月。悪性腫瘍の進行が早く、状態が悪化していくのが目に見えてわかりました。ある日、彼からメールが届きました。「必死に打っている。もう厳しい。両親にありがとうって言ってほしい。僕の骨は、よくスキーに行った大好きなあの山にまいてほしいと言ってほしい。もうメールできない。ありがとう。」

それから数日して彼は亡くなりました。崩れ落ちて号泣する母親に私はメールの事を話しました。

「彼とはずっとメールをしていました。最後に、骨は山にまいてほしい。お母さんにありがとうって言っていました」と伝えました。

それから数日して母親からメールのやり取りをすべてコピーして欲しいと言われ、お渡ししました。息子の最後の言葉が、母親の生きる力になることを祈りたい。

●僕と結婚してください

三十代のとても顔立ちの整った一人の男性が入院してきました。彼の病名は精巣癌。いくつもの抗がん剤治療と放射線に耐え、一度退院しました。しかし、間もなくして彼はすぐに再入院してきました。受け持ち看護師だった私は、自分の空いている時間を使って彼の個室へ顔を出すようにしました。時には抗がん剤で吐き続ける彼の背中をさすり、放射線の副作用で痛む皮膚に薬を塗りながら言葉をかけ支えました。私は二十代、彼は三十代と近いこともあり、趣味や仕事のことなど話すこともありました。しかし病状は進行し、やせ細っていく体に彼は気力も体力も奪われていきました。

ある夜勤の日。彼に消灯後に来てほしいと言われました。いつもと違う深刻な顔に、私は緊張しながらも彼の個室をノックしました。抗がん剤の吐き気で横になったままの彼は薄暗い病室の中で私にこう言いました。

「俺の病気は癌だし、たぶん治らない。この数か月ずっとそばで看護してくれてありがとう。嬉しかった。もし次に退院したら付き合ってほしい。そして僕と結婚してほしい」

今まで見せたことのない真剣な表情で彼はそう言いました。「今、返事はしないで。考えて」彼はそう言って私も部屋からでました。それから月日が経ち返事も返さないといけないと思い、ある夜勤の日に答えました。「看護師としてそばで支えます」彼は静かに泣いていましたが、すべてを悟り「ありがとう」と声を出しました。

それから数か月、彼は亡くなりました。一人の先輩に告白の事を相談していたので、先輩から言われました。「主治医もお通夜に行くらしいから、あなたも行ったら。彼が最後に好きになった人なのだから」と。普段、患者さんの通夜に行くことはありません。しかし、先輩の言葉もありお通夜に参列しました。沢山の参列者を見て、彼が沢山の人に愛されていたこと、そして遺影を見て彼が最後に好きになってくれたことに感謝して、手を合わせて帰りました。好きになってくれてありがとう。

●スペシャル患者の夜

ある有名な大手会社の社長が前立腺癌による手術目的で入院してきました。彼はスペシャル患者（スペ患）と言われ、一番高い特別室に入りました。秘書が横に付き、医療者側もケアに粗相がないように緊張しながら看護していました。手術前夜、麻酔科指示の睡眠薬を内服してもらい消灯しました。

夜間は一時間毎に巡視をします。私は一人で懐中電灯を持って巡視に回りました。手術予定の社長は麻酔科医師の指示で普段飲まない睡眠薬を内服するため、睡眠がとれているか、せん妄がないかなど確認します。個室をノックして入ると社長がベッドに寝ていませんでした。トイレかと思い個室のトイレをノックしますが、電気もついておらず中にもいない。驚いた私はペアのナースを探し、社長がいないことを伝え捜索しました。しかし、病棟のどこにもいない。当直医にも報告し捜索を続けました。すると、どこからか「おーい」「おーい」と男性のか細い声が聞こえてきました。その声をたどっていくと、そこは彼の特別室でした。そしてその声の先は窓の外。なんと窓から落ち踊り場に横たわっていました。慌てて男性職員を呼び彼を病室に戻しました。社長は睡眠薬と慣れない入院や緊張により、せん妄を起こし窓から飛び降りてしまったのです。飛び降りた衝撃で足を骨折。彼の翌日の前立腺癌の手術は、骨折した足の手術に変更されました。

その後、足も前立腺の手術も無事に終わり退院の日を迎えました。そして社長からなぜか気に入られた五名の看護師が呼ばれました。「今回は大変お世話になりました。今度、家に招待したいのでぜひ来てほしい」とまさかのご招待。そして五人の看護師で社長の家に本当にお邪魔することにしました。

待ち合わせは、なんと自分が経営しているゴルフ場でした。ゴルフはしませんでしたが、カートでゴルフ場を一周しその後豪邸に招かれフルコース。最後はブランドの香水と社長の会社の商品（誰もが食べたことのある有名な商品）をお土産で頂きました。あとにも、さきにも、スペシャル患者さんからの恩恵はこの一度だけ。平成初期のころは何でもありだったのでした。

●喪服で面会

末期の乳がん患者さんが息を引き取ろうとしていました。意識はあるものの、徐々に命の灯は消えかかろうとしていました。がん患者さんにおける最後は、ゆっくりと意識がなくなり徐々に血圧がさがり亡くなる事が多いのですが、私たち看護師はできるだけ家族が息を引き取る前に会えるように早めに連絡をするようにしています。しかし、時として思ったより早くその時が来ることもあれば、持ち直してそこからまた数か月生きることもあります。

意識レベル、血圧も心電図の示す心拍数も徐々に下がり始めたので、私は家族に連絡をとりました。家族は親戚も呼びたいとのことで数時間後には病院に着きますと言い、電話を切りました。患者さんの状態は変わらずゆっくりと落ちていく中で、それでもまだ意識は声をかければ反応が見られました。

そこに家族が六人やってきました。「○○の家族です。親戚もつれてきました」とステーションの窓口にいる私に声を掛けてきました。目が飛び出るほどびっくりしたのは、全員真っ黒の喪服ということ。喪服で面会にくる家族を対応したことが無かった私は、どうしていいのかもわからず、ただ患者の部屋を案内するしかありませんでした。喪服で声をかける家族。うっすらとした意識の中で返事をする患者。家族がいる時間で息を引き取ることはなく、喪服の家族は数時間して帰りました。それから数日して患者は息を引き取りました。喪服できた理由はなんだったのか。もしかして身内の葬儀などの後だったのか。

日記を書いている今も不思議でなりません。

●最後の挨拶

ある七十代の末期患者さんがいました。本人をはじめ家族、医療者も彼の時間はもうないことを理解していました。

私が夜勤のある日、いよいよその日が訪れました。

家族が私に声をかけました。

「看護婦さんを呼んでほしいって言っています」

個室には患者を囲む家族、親戚、十人以上集まっていました。中に入ると言いました。

「一人一人に感謝を言って死にたい。」

患者さんは一人一人にゆっくり感謝の言葉を述べました。そして、私には
「看護婦さん、ありがとう。ほかの看護婦さんにもよろしく言ってね」

小さな声でゆっくり話した直後、彼の意識は落ち、数分後、息を引き取りました。

人生はたった一回。最後はこの患者さんのように感謝しながら逝きたい。

●ゼク（解剖）

ある日、高齢の患者さんが急変しました。心肺停止となり私はすぐに心臓マッサージを行いましたが蘇生することなく亡くなりました。その日は夜勤明けでしたが、医師から「家族の意向もあるからゼク（解剖）するけど見学する？」と声をかけられ、私は初めて人間の解剖をみることになりました。

解剖は通常の手術と違い清潔操作が必要とされません。手術室ナースだった私はそこか

ら違和感を覚えながらも、次々に体にメスを入れ臓器を一つ一つ取り出し、体の中が何もない状態になっていく過程を見つめていました。急変した原因は何なのか。解剖の結果、心臓マッサージによる肋骨骨折（これは時々起こります）と、急性心不全が原因とわかりました。解剖してわかった急変の理由。しかし、わかったところで命は戻らない。解剖を見学したあと、しばらく放心状態となった私でした。

第四章　世界一周船旅へ

●シップナースになりたくて

某がんセンターでの仕事も楽しく油の乗った看護師六年目。ある日、当時の彼と箱根の温泉に行き、夜の露天風呂に一人で浸かって綺麗な月を眺めていた時でした。

その時です。今まで感じたことのない何かが私に衝撃を与えました。

「看護師の資格でできること全部やってみたい！」

私の中の人生のターニングポイントが訪れた瞬間でした。何かがあったわけでもありません。突然、稲妻に撃たれたかのような、言葉では説明できない何かが月明かりの下で起きたのです。私は露天風呂を出て彼に言いました。「退職して世界一周船旅に行く」

翌日には上司の看護科長にも同じことを伝え、揺らぐことない決意に半年後、地方公務員という職を捨て晴れてフリーランスとなりました。

退職を決めてから半年間は働きながら、船旅を運営する会社に電話をしてアポをとり事務所に行きました。シップナースの仕事は乗る数ケ月前から始まること、給料や船の中での生活、そして一番記憶に残っているのが船酔いするかどうかを聞かれました。普段、船に乗ることもない中で船酔いするかどうか聞かれてもわかかない訳で、酔わないという自信もないなと悩んだ結果、ある行動にでました。

そうだ。船の免許を取って船酔いしないように訓練しよう。

当時の彼と小型四級船舶の資格を取得し、小型ボートで釣りに出て船酔い訓練をし、世界一周船旅に向けて動き始めました。しかし、どうしても船酔いの心配があった私は、旅行会社の事務所で相談したところ、自信がないなら今回はボランティアとしてお手伝いしながら看護師の仕事を見てみたら？と言われ、結果、仕事としてではなくボランティアとして参加しました。

さてボランティアとはいえ、大型客船の中で繰り広げられる船の生活、そして看護の世界はまた知られざる世界です。はじめに言っておきます。ナースみみとしての日記はほぼ書かれておりません。何故なら「小型四級船舶なんて関係ねぇ」というレベルで大いに船酔いしたわけでして。次の章は船の中の「みみ」という人物を知ってもらうということで、お読みください。

それではみみの裏日記に入りましょう。

●ナースみみ、第三十三回世界一周船旅にでる

がんセンターを退職し乗船までの二か月間。寮から実家に引っ越し、船の生活で必要なものを準備しました。世界を回るためには必要な予防接種を受け、歯医者や美容院など三ケ月間船に乗るための体のメンテナンスも必要となりました。船内の部屋ではインターネットや自分の携帯も使用できません。持ち込んで使用できるのはインターネットを使用しないデジカメとノート型パソコン。それ以外に特大のスーツケース一つに、宅急便で段ボール一つ分の荷物を船に持ち込みました。船といえでも、世界を回るためにはパスポートも必要になります。新しく更新し、乗船までの二か月間は慌ただしく過ぎ去っていきました。

乗船当日。前日から停泊する船のそばのホテルで宿泊。当日は沢山の乗船するお客さんと家族でごった返していました。当時、三ケ月の船旅にでる私を見送ってくれたのは、当時の彼、友人、そして患者さんたち。三ケ月のお別れをしながら船に乗り込みました。船に入るとすぐに大量の紙テープが配られました。よくテレビで見かける「紙テープでお別れ」です。十個ほどの紙テープを受け取り、さっそく船から見送る友人たちへ大きく投げました。沢山の人たちがいる中で別の家族がとってしまう事もありますが、それぞれが家族を

探し、無事にテープは友人や家族の元へ渡りました。

いよいよ船の出港。当時、船にはテーマソングが決められており、第三十三回はWESTLIFE の MY LOVE がかかり始めました。ゆっくりゆっくり動く大型客船。徐々に紙テープが引っ張られ手元のロールが減っていきます。見送る家族や友人も、次第に遠く小さくなっていきます。カラフルな約三十メートルある紙テープは次第に切れはじめ、すべてが切れ終わったとき私の船旅がスタートしました。第三十三回の世界一周船旅、ここでも３３という奇跡が待っていました。

興奮冷めやらぬ感動と期待にテンション爆上がりの私が、数日後には帰りたい事態になることも知らずに……。

●世界一周船旅、一週間で天国から地獄へ

いよいよ船旅がスタートしました。まずは自分の部屋の確認です。私は２１１０の部屋でした。船旅はいろいろな部屋のタイプがあります。部屋の大きさ、窓の有無、部屋の定員。私は四人部屋の部屋を申し込みました。同室になったのは、二十代～四十代の女性。

皆一人参加。お互いに自己紹介し、とても気の合いそうなメンバーでスタートしました。私の今回の船旅はシップナースを少しでも学べればと乗船したので、すぐに医務室に向かいました。そこには忘れもしない半ズボンを胸元まで伸ばして履いていた五十代ほどの怪しげな医師と、三十代くらいの女性のナースがいました。船の看護師をしたくて乗船したこと、何かあればお手伝いしたいこと、いろいろお話を聞かせてもらえると嬉しいなど、自分アピールをしました。医師も看護師も「助かるね〜」と笑顔で答えてくれました。

さて、船では毎日様々な催しものが企画されており、飽きることなく過ごすことができます。船内新聞が毎日発行され、それを見ながら映画館やプール、ジム、図書室、屋上でスポーツなど時には海を見ながらお酒を飲んで夕日を眺めるロマンティックな時間も過ごせます。船旅が始まって始めの三日間は天国のような毎日でした。アドレナリンが出まくっているとは、こういう状態なのだと振り返ると思うわけで、乗船して毎日書いていた日記にはこう書かれていました。

「船酔いもないし、毎日がパーティーだし、毎日がフルコース。こんな毎日を九十日も過ごせるなんて幸せ！」と。

船旅が始まって五日目は初めての寄港地、香港でした。そして、そこから始まりました。

香港に降りて楽しいはずが、とにかく気持ち悪い。そう、船ではなかった船酔いが、陸に降りたと同時に陸酔いが始まったのです。揺れていないのに揺れている感覚に、三半規管も狂ったのでしょう。楽しいはずの香港滞在は地獄のような時間で終えました。

船に戻って出港したと同時に、本当の地獄はここからでした。

●地獄の船酔い

さて、香港から始まった陸酔いは船酔いへと移行し、次の寄港地ベトナムまですさまじいものでした。船内のカウンターには四十センチほどの大きな籠に大量の酔い止めが用意され、いつでもいくつでも自由にもらう事ができます。同室の仲間が酔い止めをごっそり持ってきてくれ、私は朝も夕も酔い止めを内服。しかし、薬効以上の船の半端ない横揺れ。吐けたら楽なのに吐けない状態が二十四時間続きました。

船酔いから三日後、ベトナムに停泊しました。ベトナムでは船も一泊したため船酔いも陸酔いも少しずつ改善されていきました。食事もろくに摂れておらず寝たきりに近かったため、ベトナムの自由行動はヘロヘロの状態でしたが、ベトナムを出港する時には正常な自分に戻っていました。そして、その時の日記はこう書かれています。

「お母さんに会いたい」

ベトナムを出港翌日、次はシンガポールに寄港しました。シンガポールでは有名なラッフルズホテルでアフターヌーンティーをし、クラークキーで船に乗りマーライオンを楽しみ、マッサージをしてもらい、セレブな時間を過ごし我が家の船に再び戻りました。

すでに船酔いの事はすっかり忘れ、次の寄港地モルジブに超期待しながら毎日のフルコースディナーをみんなと楽しんで就寝しました。

●インド洋で再び

ベトナム、シンガポールと船酔いから解放され、次なる寄港地モルジブまで六日間の旅がはじまりました。船では毎日船内新聞が発行され、飽きないように朝から晩まで、真夜中も飲食や娯楽ができるように二十四時間営業されています。皆、映画をみたり、お酒を飲んだり、プールに入ったり、ジムに行ったり、それぞれが好きなように過ごします。シンガポールで回復した私は、朝は船内をマラソン、昼は英会話、映画をみたり、イベントに参加したり……する予定でした。

マラッカ海峡を過ぎインド洋に入った時です。インド洋は船が揺れる事で有名という噂がありました。それは噂ではなく、またしても悪夢の始まりでした。荒れ狂う海に立つこともできず、部屋の中のスーツケースが右から左へ大移動。もともと重い部屋のドアも揺れで勢いよく締まり指を挟まれる人が続出しました。私はため込んでいた酔い止めを飲み、食事も摂れずの状態へ戻りました。船酔いは私だけでなく船内の客の多くが同じ状態でした。その時の日記にはこう書かれていました。

「帰りたい」

そして携帯に保存していた家族や彼氏の写真を見ては涙が出るようになりました。

船内には申し込みをすると順番でパソコンが使用できました。自分宛のメールを見たり、ファックスや手紙を受け取ることも出来ました。船内からの電話は衛星電話になるため、一分八百円という価格で電話をするわけですが、衛星電話のため一度つながっても途中で切れるというアクシデントもあり、大金がふっ飛ぶ運試しの衛生電話でもありました。

シンガポールから六日目、モルジブの前日、家族や友人、彼氏からのメール、ファックスが届き、船酔いとホームシックで元気を失っていた私は元気復活。モルジブでは船酔いもホームシックも、そしてナースのお仕事も忘れ青いサンゴ礁の綺麗な海を泳いで過ごしました。

●ナースステーションにおいでよ

世界一周船旅が始まって二週間が経つ頃には、気の合ったもの同士でグループや仲間ができ始めました。船内のイベントは船会社が運営するものと、お客が自由に企画してイベントするものがあります。お客同士で○○したい！　と企画を事務所に伝えると、必要な材料などすべて無償で提供してくれます。私は乗船前にイベントを企画できることを知っていたので自前の白衣を五着持参し、「ナースステーションにおいでよ」というイベントを企画しました。船には私のように一人で乗船したナースが数多くいました。そのナースに声をかけて船内のバーの一つをナースステーションに見立て、白衣を着てナースステーションを作りました。いよいよイベント当日。新聞をみた沢山のお客がバーに集合。普段聞けないナースの裏話、お客さんの知りたいナースへの質問コーナーなど大盛り上がりのイベントでした。これにより、私は「ナースみみ」と船内で知られ、お客のすべての人から「みみさん」と呼ばれるようになりました。

●赤道を超えてケニアへ

モルジブを過ぎ、次なる寄港地はケニア。また六日間の船旅が始まりました。途中、赤道を通過するため赤道祭というイベントがありました。プールのあるデッキにお客みんなで浴衣を着て盆踊りをしたり、歌を歌ったり。赤道が見えるわけでもありませんが、十二時五十九分に赤道を超えた瞬間は大騒ぎでした。夜にはちょっとした有名人が乗船しライブも開かれました。もちろん私は船酔い中でしたが、気持ち悪いけど動けるといったレベルに格上げされていました。

いよいよケニアに寄港しました。一日サファリ体験（一万）を申し込み、五時間かけてツァボ公園をドライブ。キリン、象、ライオン、目の前の動物に感動しながらも、二回目の登場には特に感動もなく、ただただ砂漠の砂が舞い上がり、それが不快で帰りたいと後半は耐久戦の時間を過ごしました。サファリ体験を終え船に戻ったときには「我が家は最高」といつの日か船での生活が染みついていました。

●ナースみみ　風邪をひく

ケニアを出港して、次の寄港地はエリトリア。その間、ここまでで最長の八日間。八日間船の生活って想像できますか？　船内は植物がないので緑色を見る事がまったくありません。それに対して海と空の水色、青、黒は目に強く長く映るので、緑が恋しくなること。だんだん緑色が思い出せなくなる現象に私は陥りました。ちょうど、緑を見たい……なんて思っていた時です。激しい咽頭痛がはじまりました。そして止まらない咳。初めて医務室にかかりました。挨拶はしていたので久しぶりに医務室に行ったときに、ハッと思い出しました。

「シップナースになりたかったのだ」

そう、私は船酔いと陸酔いで自分が船に乗った目的を完全に見失い、医務室の事もすっかり忘れた生活を送っていました。船内の医務室の看護師を学ぶのだった！と思い出しながらも、咳と咽頭痛のお薬貰ってベッドで休みました。海ではイルカが泳いでいますよ～

というありがたい船長のアナウンスも無視。風邪で寝込むといった、シップナースで乗らなくて本当に良かったと心から思った瞬間でした。

●摂氏五十度のエリトリア

八日間の船旅を終え風邪も収まったころ、ようやくエリトリアに寄港しました。エリトリアでは仲間たちとマッサワ巡りのツアーに参加。ＳＬに一時間乗車しバスで移動。マッサワは摂氏五十度とありえない暑さで、町中でアイスクリームが売られています。このアイス、私は味がまずいと聞いていたので食べず、暑さにやられた仲間たちがみんな買って食べていました。しかし、そのアイスもあっというまに溶けるような状態でした。エリトリアでは一泊停泊。二泊目も船の仲間は町へ繰り出し、買い物や散策を五十度の中、アイスを食べながら過ごして船に戻ってきました。夕方になり私は極真空手の講座に参加し、星をみながらストレッチの企画に参加していました。

部屋に戻ると部屋の仲間の一人が腹痛と嘔吐で苦しんでいました。医務室には他にも同様の症状が多数。そう、全員エリトリアのアイスクリームを食べたメンバー。食中毒を起こしたのです。食べなかった私は一人元気でしたが、具合の悪いお客をあちこち回る看護師が誰でもいいから手を貸してほしい！と走り回っていて、私も看護師についてお手伝いをし、点滴が終わってないか、吐いてないか、初めて船の上でシップナースを体験させてもらいました。もちろん免許を持参していないので医療行為はできません。観察して報告のみ。それでも船内で働く看護師の動きをみて、船に乗ってよかったと思いました。

●イスラエル　死海でナースみみ浮いてみる

スエズ運河を超え、危険な国と言われるイスラエルへ。イスラエルは治安がとても悪く、港で兵士にカメラを向けると撃たれるなど、様々な注意事項を聞かされて入国。イスラエルでは、イエスキリストが十字架にはりつけになるまでの道のりを観光。その後、塩分濃度三十％の海水で、すべてのものが浮くという死海へ。高濃度の塩分のため目に入ると激痛でのたうち回りながらも死海で浮く、そんな日本では味わえない体験をしました。もはや、シップナースというお仕事はどっかにいってしまい、バカンスを楽しんでおりました。

●世界一周船旅人気ランキング一位　クロアチア

さて、世界一周船旅人気ランキング一位、クロアチアに入港しました。クロアチア、ドブロブニクは新婚旅行でも人気のある場所。映画「紅の豚」の舞台にもなった、海も空も街も美しいところでした。街全体が観光名所となっており、旧市街の街並みは赤いレンガで統一。地中海に囲まれた、まさに映画でみるような景色。ここは治安もよく、女性がひとりでも安心して散歩ができるところ。一人でレストランに入り適当な英語を使って食事をし、幸せいっぱいな気分で過ごした街でした。

●タイタニック号の上で

世界一周船旅では毎晩フォーマルディナーがあります。今夜はタイタニックデー。そう、１９１４年海底深く沈没したタイタニック号の上で、当時、タイタニックで出されていたディナーを再現してのフォーマルディナーでした。船の外は自分の乗る船以外なにもない。三百六十度海。大西洋のど真ん中。こんなところでタイタニック号が沈んだという事実。豪華な食事と素敵な音楽やダンスの最中の氷山追突からの沈没。もし、自分が今、そうなったら……。タイタニックという映画では素敵な恋愛映画に感動したけど、リアルに海の上にいると恐怖でしかない。亡くなった方のご冥福をお祈りした夜でした。

●パナマ運河を超えて

キューバ、ジャマイカを過ぎ、パナマ運河へ。パナマ運河では朝九時から午後三時の六時間をかけ通行します。この六時間を使って船上ではパナマ運河通行パーティーが開催。沢山のお酒と食べ放題の食事、プールに入ったり、ジムで走ったり、好きなことをしながら過ごしました。パナマ運河にはゲートがあり、ゲートが閉まると海水が入り、船が運河の高さに達すると通行完了。そして、ここで二十国目。次の国はエルサルバトルとなりました。

そろそろ書いておきます。シップナースはチョロチョロレベルで学びましたが、もはや普通の船旅で運行しております（笑）

●エルサルバトルで求婚される

エルサルバトルといえば、船旅で一位、二位に君臨する危険な国。船に降りる際には、「何があっても責任は問いません」という同意書に署名して下船。街にある店の前にはライフルを持った警官があちこちに。道路の脇に死体があることも普通にある国。

ここでは危険から逃れるため二時間離れた場所にある五つ星のホテルに滞在。ここがすごかった。部屋・プール・レストランも超豪華。こんな素敵なホテルが世の中にあるなんて！　船の仲間と泊り、ホテルの中のエステを受け最高の時間を満喫しました。そこで、ホテルのフロントにいた一人の男性から声を掛けられました。

「君に一目ぼれした(英語)」と突然始まった猛烈なアタック。一泊のみの滞在だったので、その数時間後には帰るわけですが……。ホテルの前にバスが到着した時にはバスに乗っている私に向かって愛の告白。英語で歌いながら花束を渡されました。日本人と違って大胆な求愛でした。もう二度と来ないであろう国、エルサルバトル。

●カナダで一番危険な道に迷い込む

メキシコを超えカナダへ。カナダと言えば治安もよく綺麗な国のイメージ。

しかし、ナースみみはやらかしました。

カナダでは一人でホテルに泊まって過ごしたいと考え、下船からホテル探しまで、つたない英語で探し、なんとかハイヤットリージェンシーホテルを予約。なんと二万円の部屋を予約したのに最上階にグレードアップ！（一人なのに）超広いキングサイズベッドの部屋で過ごすことができました。次の日の乗船するまでは自由時間。スタバでコーヒーを飲み、カナダプレイスやガスタウンで買い物して船場に向かいました。さて、ここからです。近道をしようと思い立ちメイン通りの一本海側の裏道に入りました。まだ昼過ぎの明るい時間。数百メートル先には船も見えていました。しかし、不思議と人が誰もいない長い一本道。左は海に面したフェンス。右は赤いレンガの倉庫が永遠に続いていました。その時、気が付きました。

船場まで続くフェンス。その下にある大量の使用済みの避妊具。その数のすごさに、はじめは気が付きませんでした。そして、気付いた瞬間凍り付きました。

ここは入ってはいけない危険な裏道だ！

急に恐ろしくなり、周りを見渡すとレンガの倉庫から私を見る沢山の黒人。あとから知ったのですが、この裏道はレイプ通りとされ、絶対に女性が一人で通ってはいけない道だったそうです。世界一周船旅最大のピンチ。全力で走って逃げようとした時です。後ろに3カ月過ごした船の男性クルーが登場！　すぐに私を連れて無事に船に乗ることが出来ました。あそこでクルーが来なかったら……日本には帰れてなかったかもしれない。

そんな終盤で恐ろしい体験をしたナースみみでした。

●ロシア　カムチャッカで熊に遭遇

世界一周船旅の最終寄港地ロシア。ロシア周囲の海は常に大荒れで、過去三年間寄港することができていない国。さて、私たちは……。

海がこんなに揺れないことはなかった！　とのことで、無事にロシアに着岸できました。私はオプショナルツアーでロシアをヘリで満喫するコースを選んでいたのですが、海は荒れていなくても空は荒れていました。ツアーの途中（空の上）で悪天候により山の中に一時的に降りることになりました。空の状況が良くなるまでと言われてから、なんと一時間半もの間、山の中で過ごすことになりました。ヘリと言っても二十人ほどが乗れる軍用のヘリ。のんきに一時間半、自然を満喫できる～と喜んでいましたが、すぐに現実に戻りました。まずトイレがない。そのためヘリから降りて、だだっ広い草原のような場所で隠れてするしかない。隠れる岩もないから、順番に見ないでねと伝えて用を足しました。するとガイドが言いました。

「ヒグマがいるから気を付けて」

ヘリから数十メートルのところに、大きなヒグマがいました。私たちはヘリに戻り、寒くて凍えそうなヘリの中からヒグマを見ながら離陸を待ちました。そして一時間半後、結局ツアー続行は出来ず、船へと戻り最後の国カムチャッカをあとにしました。

そこからカムチャッカから六日間かけて日本へ戻りました。

船旅の日記を終える前に少しだけシップナースのお仕事を書きたいと思います。船内には乗船客を診る日本人医師一名と日本人看護師が一名。そしてクルーを診るロシア人医師一名と看護師一名がいました。世界一周するクルーズです。高齢者も数多くおり、事前に持病などの情報用紙を頂いているので時折健康状態の確認をします。基本的に何もなければ平和な医務室ですが、とにかく船酔い・ホームシック・船の揺れによる転倒・食中毒や寄港地でもらう風邪などあらゆる症状の方がきます。船の中でうつ状態となり、部屋に引きこもる乗船客もいました。時として乗客が船内で亡くなる時もあり、霊安室のような部屋もあるとのこと。医務室と言っても学校の保健室より狭い環境で、できることは限られています。緊急時には次の寄港地まで待つか、ヘリや別の船で最寄りの国の寄港地に搬送となるそうです。知りえた情報を書きましたが、まとめたいと思います。

やっぱり世界一周船旅は遊んでいられるお客で乗るのが一番です。

●ナースみみ、世界一周を終え、次の道へ

三ヶ月の長い船旅を終え日本に戻りました。
当時、お付き合いしていた彼、友達、家族が温かく迎えてくれました。
本当に三ヶ月世界一周船旅を終えたのだ。

はじめは楽しくて「帰りたくない！」と始まり、降りても乗っても終わりなき船酔いに「もう無理」と吐き、ホームシックで「お母さんに会いたい」と泣き、海しかない環境に嫌気がさして「緑が見たい！」と嘆き、途中から飽きて「仕事がしたい！」とわめき、最後はやり切った自分に「よくがんばった」と褒めました。

本当に三か月間、見るものすべて新しく、自分の見ている世界は本当に一部なのだ、可能性は無限なのだと気づいた旅。この日記を書いている五十歳のナースみみが人生で経験した中で一番充実していた三ケ月。

これを読んでいる人みんなに言いたい。

世界一周船旅でなくてもいいから、世界中に足を入れて世界はすごく大きいことを知ってほしい。自分の見ている世界は、実は本当に小さいということを。

さてナースみみ、日本に戻り次なるステージに突入します。

第五章　大学病院

●太郎さんの指

世界一周船旅を終え、「すぐ働きたい！」と思っていた私は大学病院に就職しました。配属病棟は脳神経外科。そこに太郎さんという一人の男性が入院していました。太郎さんは脳出血で、いわゆる植物状態で動くこともない呼吸だけをしている状態でした。太郎さんは三十代くらいの丸顔で体系もどっしりとしていました。毎日、清拭して髭をそり、鼻から管を入れ栄養を入れていました。手足が拘縮しないようにマッサージや運動も看護師が行っていました。

ある日の事です。なんだか太郎さんに意識があるような気がしました。もちろん話すこともない。目も開けない。動くこともない。同僚に話をしても理解されず。でもやっぱり太郎さんは意識がある気がする。私の第六感。繰り返される日常の看護の中で、ある日それは起きました。

太郎さんに話しかけて手をマッサージしていた時です。太郎さんの指が微かに動いた気がしました。「動いた！」そう同僚に話すも、太郎さんの指は動く姿を見せてはくれず。そして、また別の日のことでした。太郎さんに声を掛けながら手をマッサージしていると指が動いたのです。そこからの太郎さんは今までとは違いました。医師や看護師の声掛けに手が動くようになりました。そして、ある日はうっすらと目を開けました。看護師たちは太郎さんの回復を確信しました。声をかけマッサージをし、リハビリをし、どんどん回復する太郎さんに夢中になりました。

そして太郎さんは、しっかりと目を開けるようになり、声を出すようになり、最後は車椅子で自宅に退院することが出来たのです。

太郎さんの意識が戻ろうとするエネルギーを私は感じたのかもしれません。今でも太郎さんの指が動いた瞬間を忘れません。

●真っ赤なトイレ

ある夜勤の日でした。

巡視をしているとベッドにいるはずの患者さんがいませんでした。看護師は一時間ごとに巡視をし、患者さんがいる事、呼吸していること、変わったことが無いかなど観察します。患者さんがいない時は見つかるまで確認します。私は患者さんがトイレにいないかを確認しました。車椅子用の大きなトイレの鍵がかかっており、それ以外のトイレは誰もいないことが確認できました。鍵のかかっているトイレをノックしても返答がない。もう一度ノックするが返答なし。先輩看護師に報告し一緒にトイレの鍵を開けました。そこで目にしたものはナースみみを驚愕させせました。

トイレ一面が血液で真っ赤に染まり、そこに倒れている患者さん。吐血し意識を失っていました。緊急事態に院内コールをかけ蘇生措置を行いました。発見が早かったのか、患者さんは無事にその後回復しました。

患者さんの吐血や下血などはよく経験するのですが、大きな個室のトイレ一面を出血で染める状態に遭遇したことはなく、そのあとの掃除が大変でした。トイレのドアには「使用禁止」を貼り、血液の匂いで充満する中で固まった血液を拭きとる作業は想像を超える大変さでした。先輩看護師が固まった血液はマジックリンがいいよと教えてくれ、数時間かけてすべての血液を落としました。

大学病院で働いて経験した中で一番大変だった記憶はこのトイレ掃除でしたが、唯一の救いは患者さんが助かったことでした。

●ナースみみ、群発頭痛発症

大学病院での勤務は二年で終えました。その理由は群発頭痛。普通の頭痛と違い、二十代から四十代の男性に多く、千人に一人程度の発症とされます。稀な病気ですが発症すると数週間から数か月にわたって、片方の目の周囲から前頭部と側頭部にかけて激痛が発作的におきます。大学病院に入り脳外に配属されてから二年。それは突然のことでした。

夜中に激しい左目の激痛。ピックで目を刺されるような、のたうち回る発作が起きました。自分の病院に電話し相談した結果、夜間に受診。そのまま自分の病棟の個室に即入院となりました。病名は群発頭痛。高濃度酸素の投与が治療として行われました。

その時です。当時の病棟師長と主任が病室に来て、痛みでのけぞる患者（私）に対し、「これじゃあ仕事にならないね」と吐き捨てました。もともと普段から口も態度も悪い管理者。こんな人の下で働きたくないと思っていた私はその瞬間退職を決意。療養を理由に復帰することなく退職しました。当時は定時に帰れることはなく、定時すぎてからケア。やっと終わっても記録。残業四時間の毎日でした。ストレスも強く発症の原因となっていたのかもしれません。二年間という大学病院を経験し次なるステップを踏むことにしました。

そんな次のステップを探していた私に、母親が「うちに来ない？」と声をかけてきました。そして、私は看護部長（婦長から部長へ昇進していた）を務める病院で、親子で働くことになりました。

第六章　民間病院

●ブルーシートの人生～最後のお風呂～

一般病棟に勤め始めてすぐの事でした。二次救急で運ばれてきた七十代の男性患者さんがいました。街中で倒れていたところを救急車で運ばれてきたのですが、彼はいわゆる浮浪者。全身を悪臭が漂い見える皮膚はすべて黒く垢だらけ。お風呂には何年も入っていないであろう身なりをされている方でした。検査の結果、脱水で倒れていた彼は点滴と食事ですぐに回復していきました。看護師たちは栄養状態や身体的状態よりも、とにかく綺麗にしたい。匂いを取りたいと連日入浴を実施。一回では数年間の溝は埋められるわけもなく、毎日の入浴でやっと清潔感漂う人間らしい彼の姿が見えてきました。みるみる綺麗になり人間らしさを取りも出した彼。来た時とは別人になるほどの変化でした。看護師たちも「綺麗になりましたね」「素敵ですよ」と、彼に声を沢山かけました。そんな彼は今まで人と話すことがあまりなかったのか、多くは語らず微かにほほ笑む程度でした。

ある日、入浴後に彼は「お風呂は最高だな」とつぶやきました。その笑顔は病院という場所ではあるが、生活ができ、食事ができ、入浴ができ、そして人と関わることに幸せを感じているようでした。

しかし、彼はこの言葉を最後にその夜に急変し帰らぬ人となったのです。ブルーシートにくるまれた人生の彼が最後に感じた「最高のお風呂」。天国では沢山お風呂に入っているかな。

●ほふく前進でトイレへ行こう

ある夜勤の日のことでした。看護師二名で巡視をするのですが、認知症を患っている高齢の男性患者さんがベッドにいないことに気が付きました。この患者さんは歩くことが出来ないため普段はオムツを着用している状態。同僚看護師に患者さんがいないことを伝え暗い病棟内をくまなく探すと……。何かを引きずるような、そして、苦しそうな呼吸の音が聞こえてきました。看護師二人で音のする方へ恐る恐る行くと、そこにはほふく前進をしながらトイレに向かう患者さんの姿。声を掛けると「トイレ……トイレ……」と。普段、寝たきりの患者さんがまさかベッドから降りてトイレに行くとは思いもよらず。そんな力があったとはと驚きながら看護師二名でベッドに戻しました。

寝たきりでも何かをしたいという思い。

寝たきりの患者さんを作っているのは医療従事者なのかもしれない、そう思った出来事でした。

●自殺

看護師経験三十年の中で、自殺を目の当たりにすることは数回経験してきましたが、その中でも一番記憶に残る患者さんの話。

当時、働いていた病院は一階から三階まで吹き抜けになっている場所がありました。その場所は人が一人入れる程度の長細い吹き抜けであり、一階の部分は五十センチほどの正方形の場所には造花が飾られていました。

ある夜勤。三階の患者さんが一名巡視で確認できず病棟にもいない。病院の中かもしれないという事で捜索をしました。見つかった場所は一階の吹き抜け。三階から投身し逆立ちの状態で発見されました。患者さんはすでに息もなく死亡確認がされました。翌朝の外来では昨夜の事が何もなかったかのように、そのオブジェは綺麗に片づけられていつもの日常の外来の風景でした。

人が一人亡くなっても次の日には日常にもどる。医療者も人間です。自殺の場面に遭遇したあとは大きなショックを受け、時にはストレス反応を起こします。
しかし、プロとして受け入れ働いていかなければならないのです。

●お守り

患者さんが亡くなると医師は死亡診断書というものを記載します。亡くなった後のご遺体の搬送時には、この死亡診断書と一緒である必要があります。そのため亡くなってから病院を出るまでの時間に医師は死亡診断書を記載します。

当時の病院では亡くなる可能性が高い患者さんのカルテの裏には死亡診断書が途中まで記載されて保管されていました。（この病院だけかも）しかし、治療のかいあって元気に回復される患者さんのカルテを整理していると、使用しなかった死亡診断書が見つかり「先生、シュレッダーしますよ」と声をかけてシュレッダーにかけていました。

今の時代、このような事はされていないと思いますが、医療者はこれを「お守り」と呼んでいました。死亡診断書を書いた患者は亡くならないというジンクスがあり、お守りの効果ありましたね！　とシュレッダーにかけます。不謹慎ですが医療者もそんなジンクスにかけたりしていたのです。

●偽薬

医療者の皆さんならご存じだと思いますが、薬に見せかけて中身は砂糖で作られた薬（のようなもの）が存在します。これを偽薬といって薬だと思って内服すると、一時的に効いたような効果（プラシーボ効果）が起きます。現在、偽薬は倫理的にも簡単には使用されない時代になってきました。しかし、昭和や平成でこれは多く使用されてきました。特に高齢者や精神疾患の患者さんは薬に依存している方も多く、内服するという行動で落ち着く方も多くいます。

「この薬強いから、飲むのは一回だけね」と砂糖入りのカプセルを内服してもらうと、「さっきの薬すごく効いた」と笑顔でかえってきた時、私の心の中でこう思いました。「やっぱり薬じゃないのだな。大事なのは」

この話は最終章でまた書きたいと思います。

第七章　派遣会社

●七日間戦争

看護師十年目前後のナースみみは、派遣会社を五社掛け持ちしていました。中でも某旅行会社の専属看護師(ツアーナース)として、一年を通して休みなく働いていました。ちょっと書いてしまいますが、当時の私は看護師平均給料の二倍以上もらっていました。借りたマンションに帰って寝る日は月に三日ほど。それ以外は旅行業務の日々でした。五年間、毎年参加していた有名進学塾のツアーナースの話です。

この塾は夏休みを利用して七日間大手のホテルを丸ごと貸し切り合宿を行います。年齢は小学四年生から六年生。全国からこのホテルに観光バスを利用して集まります。そう七日間受験勉強をするのです。その数、五百人以上。看護師は全部で七人。ホテルのすべてのスイートルームを保健室として使用。子供たちは早朝から深夜まで勉強します。親は同伴できないため、全国から中学受験のために集まった子供たちの中には初めて一人で夜を過ごす子もいました。頭に赤い合格の鉢巻きを巻きながら「合格するぞ~」と先生と一緒に大きな声があちこちから聞こえてきました。看護師七名のリーダーを任された私は、労働時間があってないようなツアーナース達の時間配分と役割を決めて任務にあたりました。このお受験塾の合宿は私の中では七日間戦争と名付けています。

初日から保健室は満員御礼となりました。まずは、初めて親と離れて知らない子と過ごすことから、ホームシックの子供たちが続出しました。「帰りたい」「ママに会いたい」と言葉にできるのであれば問題ないのですが、ストレスから喘息発作を起こし救急車を呼び、病院に付き添い、親を呼び……そんな初日から始まりました。二日目以降は、初日同様の子供たちに加え夜更かしの勉強で不眠を訴え、保健室に来る子が続出しました。三日目以降はホームシック、不眠に加え、便秘の子が続出。四日目以降は過度なストレスにより発熱や頭痛を起こす子が続出しました。五日目になると終わりも見えてきて、子供たちも適応してきたのか保健室の利用者も減りした。このホテル、かなり大きく本館から別館まで走って移動するだけで十分以上。二十四時間、子の看護をしてきた看護師たちが倒れ始めました。六日目、勉強は午前だけとなり午後からは「がんばったこと」を称えあい、外で遊んだり、歌を歌ったり、思い思いに遊んで過ごしました。最終日。全国から集まった子供たちは涙を流しながらバスに乗り込んでホテルをあとにしました。

この毎年行われる塾の合宿。私は五年連続でリーダーを務めました。毎年、全国から五百人ちかい子供たちが集まり同じような状況で経過します。この子達にとって、この合宿はどんな影響を与えているのか、彼らの今を知りたい、そんな私です。

●中国修学旅行

私立高校の修学旅行で中国に行った時のことでした。三百人近い学生に対して、引率の看護師は自分のみ。中国の修学旅行は歴史を学びながら観光します。観光の一つ、日中戦争に関した記念館に行った時の事でした。記念館で日本人がどれだけ中国人を虐殺したか、写真や遺品と共に語られていました。被害者は中国であるように語られる中で、まだ歴史を理解してない中学生でも少なからず心を痛めながら記念館をでました。

すると数名の中国人が学生たちに向かってきました。中国語で怒鳴るように学生たちに詰め寄り、引率していた私はすぐさま間に入りました。自分の後ろに学生を集め怒鳴る中国人相手に抵抗していると、中国人の通訳（引率）が登場。中国語で怒鳴る中国人相手に何かを伝えると、険しい表情のまま去っていきました。通訳曰く、彼らの多くは「日本人は大勢の中国人を残虐した。許してはならない存在だ」と、今でも学校で教わって育っている人が多くいるとのこと。自分達の先祖を殺した日本人が来ると、相手が子供であろうと攻撃してくるとのことでした。バスに戻り先生たちと無事に合流した後、学生も私自身も言葉を失っていました。中国にこうやって修学旅行に来ても、歴史がもたらす過去の後遺症がこうやって自分たちに来るとは。あれからもう二十年以上も経つ今もなお、修学旅行にくる日本の学生に詰め寄っているのでしょうか……。

●超スーパーセレブ修学旅行

引率した学校で一番セレブな修学旅行を書きましょう。

有名私立女学院。この学校は修学旅行の行先を決める際、上限設定なく保護者と学生の希望で旅行会社が修学旅行の内容を決めます。ホテルは五つ星の超高層ビル。全員二人部屋。食事は披露宴会場でサーブ式のフルコース。バスの内装レベルも五つ星（バスもレベルがあります）。添乗看護師は保健室を兼ねているのでスイート。そして学生の修学旅行中のお小遣いは制限なし。ちょっと聞いてみたら「三十万持ってきた」と。

ふと、「おやつは３００円。バナナはおやつ？」自分の時代を思い出した。いやいや、お菓子なんてレベルじゃない。成城石井で買うようなものしか持ってない。もちろんお菓子の制限なんてない。名付けてスーパーセレブたちは修学旅行のお土産も「ブランド品」。それ京都で買わなくてもよくない？と何度思ったか。でもね、一番驚いたのは挨拶が「ごきげんよう」。三十万持つ学生だから言えるのかもしれない。

●リストカット

中学校八百人のジャンボ修学旅行の時でした。

夜間に手首のリストカットをしたという学生が看護師の所にきました。傷が深く出血も多かったため夜間救急で受診し縫合して宿に戻りました。大抵の修学旅行の夜は先生との反省会が終われば仕事は終わるケースが多いのですが、この修学旅行はそうなりませんでした。しばらくして、またリストカットをした学生がいると連絡がありました。保健室に来た学生は、先ほど救急外来で縫合して戻ってきたばかりの子。また同じ部位をリストカット。二度目の受診を余儀なくされました。部屋も学生も血だらけ。もちろん同室の友達も目撃者。一日で二度もリストカットする学生は初めてでした。リストカットする多くの理由はストレス。話し合いの結果、担任と一緒に寝る事で無事に二泊三日の修学旅行は終えました。

修学旅行は決して楽しい学生ばかりではないのです。

●妊娠

中学校の修学旅行の時です。

腹痛で私の所に来た学生がいました。看護師として痛みの程度など色々聞くのですが、何かを隠しているのか、何か話したいのか、そんな様子を見せる学生でした。結果、病院受診し受付で少し話をしていた時でした。

「先生、私、妊娠しているかもしれない」と学生が言いました。

私は驚きながらも冷静さを保ち「家族は知っているの？」と聞きました。学生は「知らない。どうしていいかわからない。生理が来ない」と言いました。誰にも言えない妊娠を、看護師の私に話したという事は助けを求めていると考え、一緒にどうするか考えました。まず看護師の今の立場で本人の許可なく先生には報告はできません。学生も先生には言わないで、と言いました。未成年であること、修学旅行中であることを考え、今は体を大切にして家に帰ったら親に話すことを学生と決めました。修学旅行中、私はずっと彼女のそばで見守りました。そして修学旅行で解散した時、その学生が私に手をふって帰っていきました。彼女はあれから親に話したのだろうか。彼女はあれからどうなったのだろうか。今でもふと思い出します。

●ジャニーズの虫刺され

某小学校の移動教室の引率をした時のことでした。

無事に終わって校長室で先生方とお茶を飲んで反省会をしていた時でした。生徒の親から校長宛に電話が入りました。「付き添った看護師を出せ」という内容の電話でした。私は校長の日の前にいましたが、校長は電話で親の言い分を聞いていました。

結果は次の内容でした。

「家に帰って息子をお風呂に入れたら、肩の所に虫刺されがあり赤くなっている。息子も痒いと言っている。うちの子はジャニーズに入っている。顔じゃなくて良かったけど、付き添いの看護師は何をしていたのか」という一方的な苦情でした。移動教室でその児童が看護師の所に来ることはなく、その児童もお風呂に入るまで虫刺されに気が付いていなかったという。校長室にある児童の写真から児童の顔を確認するが見覚えは一切ない。この児童の親は過保護かつ、クレームで有名とのこと。校長が話をした結果、皮膚科を紹介することで電話を切りました。何が常識で何が非常識なのか。考えさせられる仕事でした。

●抱きしめて

ある中学校の修学旅行の話になります。

修学旅行前に先生たちと打ち合わせをするのですが、生徒の健康状態の内容で過換気症候群の話となりました。今から二十年以上前は過換気症候群の発作といえば、ペーパーバックが主流でした。（紙袋を口につけ呼吸をする方法）しかし、この学校はペーパーバッグでの対応はしない方針と説明されました。もちろん、過換気症候群の発作には様々な方法があるのですが、この学校の先生はこう言いました。「発作の時は抱きしめてあげてください」と。発作時は心理的不安から呼吸が早くなり、吐く動作の前に息を吸うため、本人は苦しさが増して「死ぬのではないか」という恐怖から更に呼吸が早くなります。学校はその不安そのものを安定させるために「抱きしめる」という対応に統一した学校でした。ペーパーバックは癖になるから使用しないとも話されていました。医療者として酸素を吸いすぎて二酸化炭素を吐き出せない状態は、ペーパーバックで改善される期待もあるのですが……。何より、見知らぬ看護師が見知らぬ生徒を発作時に抱きしめるという動作は逆効果になるのではと、看護師の自分が不安になりました。

結果、修学旅行では過換気症候群を起こすことはなく終了しましたが、沢山の修学旅行で「抱きしめるだけ」と指示をしたのはこの学校だけでした。

●白い落とし物

高校の修学旅行の最終日のことでした。

学生全員を集め、旅行中に報告のあった落とし物を紹介する時間がありました。

「この靴下は誰のだ～？」

「この制服は誰のだ～？」

制服や私服、携帯や文房具まで沢山の落とし物を紹介し、次に一つの巾着袋を手にして

「この巾着袋は誰のだ～？」

と先生が言いました。名乗りのない落とし物に先生が中身を見たときです。先生の表情が険しくなり無言となりました。

巾着袋の中には、「白い粉」が入っており、もうひとつ「注射器」も入っていました。先生たちの会話の中で「覚せい剤……」という声が聞こえました。

修学旅行最終日は到着駅の現地解散であったため、その後の学校の対応は知ることはありません。しかし、修学旅行で見つかった「白い粉」と「注射器」。本当に覚せい剤なら……。

●救急バックを忘れました

高校のオーストラリア八日間の修学旅行の話になります。

ジャンボ高校で二つに分かれて日程をずらしての修学旅行でした。このため看護師の私は両方の旅行に引率となるため八日間と長い仕事でした。海外の修学旅行の引率は携帯電話がないため基本的には先生と一緒に動きます。先生や学生が体調不良時には日本から学校が用意した持参薬や医療用品を使用するのですが、成田空港で集合し現地オーストラリアに着いた時でした。学校の先生が青ざめた表情で看護師の私に言いました。「看護師さん……救急バックを学校に忘れてしまいました……」

「え？」「救急バックが無い？」私が持っているのは自前の聴診器のみ。海外で救急バックなしでどう対応するというのか。大勢の先生達が校長を囲んで検討会を始めました。出された結果は、学生を集めて校長がこう言いました。

「みんな、ちょっと聞いてくれ。先生が救急バックを学校に忘れてしまいました。看護師さんはいるけど、いないと思って過ごしてくれ。だからケガも病気もしないように！」と。

結果、八日間一人も私の所にくる学生はおらず、先生の計らいで自由時間も設けられ、全行程遊んで過ごした修学旅行となりました。

みんな看護師がいないと思えばケガも病気もせずにやればできるのね。

過去一、楽しい仕事でした。

●交通事故

中学の修学旅行で京都に行ったときでした。

京都では十台の大型バスに分かれ乗車し観光名所を回ります。看護師は一号車か最終号車で、その日は一号車の一番前の席に乗車しました。

信号が青となり交差点をさしかかろうとした時でした。対向車と自転車が接触し自転車の男性は大きく飛ばされました。ありえない手と足の形になって交差点に倒れ、大量の出血。私達のバスはその光景を通り過ぎ、また、後続車の九台のバスも事故現場を通り過ぎました。看護師の私は一人なら飛んで救助に行くところですが、そうもいかず、誰かが救急車を呼んだのでしょう。のちに救急車の音が鳴り響き向かっていくのをみました。その夜は事故現場を見た学生達のメンタルを心配しましたが、案の定、気分が悪くなる学生が続出しました。修学旅行の思い出と言ったら交通事故が浮かぶであろう、辛い記憶が刻まれた修学旅行となりました。

●そばアレルギー

小学校の修学旅行の添乗看護師の依頼が決まったときのことでした。事前に学校との打ち合わせでは、先生から児童のアレルギーや疾患・注意事項の一覧を受け取ります。約二百人の児童に対し看護師一人で対応するので、看護師は全員の情報を事前に細かくチェック。特に注意が必要なのはアレルギーの有無で、修学旅行のしおりを見ながらホテルでの食事や、注意すべきところを確認し万全の対応の準備をします。

今回、一人の重度のそばアレルギーの児童がいました。親御さんからは十分な配慮をお願いしたいと希望もあり、私は事前にホテルの食事の確認や枕にそば殻が使用されていないこと、その他、対応方法なども確認しました。そんな時でした。児童の旅行中の自由行動でなんとその児童がそば打ち体験に参加する姿を発見。私は驚きの行動に児童に「アレルギーがあるから」と参加を止めました。「食べないからいいかな」と思って……。危機一髪でアレルギー回避。我ながらよくやった！　とホテルに戻って待機していた時です。そば打ち体験を終えた同じグループの児童が、出来上がったそばをお土産として児童に渡しました。「食べないからいいでしょ」と受け取る児童。丁寧に説明して、そば打ち体験もお土産を受け取ることも、可哀そうですが止めました。アレルギー対応は今まで数々対応してきましたが、最後まで神経を使った修学旅行でした。

●霊の集まる部屋

沖縄の修学旅行の話です。

三日間宿泊する旅館に着き、看護師の寝る部屋とは別に二つの保健室用の部屋の鍵を渡されました。鍵を持ってその部屋のドアを開けました。実は十代の頃、霊感のあった私は亡くなる人がわかり霊をみることもありました。添乗員の仕事を始めた時には霊感はなくなりましたが、この部屋に入った時、足を一歩も入れることが出来ないほどの「怖さ」を感じました。部屋の前で立ち尽くしていると学校の先生が偶然通りかかりました。「看護師さん、どうしました？」。私は「先生、この部屋が保健室なのですが」と話したら、先生が部屋の中を見た瞬間、「う……すごい、すごすぎる」と声を荒げました。なんと先生も霊感があり、二人で「この部屋はやばすぎる。霊がいすぎる。」と共感。学校の先生達には、にわかに信じがたいであろう話を説明しました。先生達は看護師と先生、二人の言葉に「部屋を変えてもらいましょう」と賛同してくれ、旅館に説明し別の部屋を用意してもらいました。しかし、修学旅行は先生以外に旅行会社の添乗員もいるのですが、ものすごく怒られました。「先生と一緒に不気味な事言うな」と。

霊感のない人にはわからないと思いますが、そんな部屋に学生を入れたらどうなるか。実は㊙なのですが、こういう部屋は添乗員部屋として格安で使われることもあります。なので、添乗員部屋はよく探すとお札が貼られていたりします。

知っていました？

●焼却炉の中の赤ちゃん

派遣会社の仕事の一つに身体障がい者の施設での仕事がありました。大勢の肢体不自由児の生活の場となっている施設。その中に十代のとてもかわいい笑顔の男の子がいました。彼は脳性マヒで言葉も発することができないのですが、いつも笑顔で横になっている子でした。そんな彼がなぜこうなったのか。

彼の生い立ちは壮絶なものでした。書かれた情報は少しだけ。「小学校の焼却炉の中に捨てられていた赤ちゃん」でした。泣き声で発見され、その後は幾つもの施設を回り、親のわからぬままこの施設で育てられていました。

くったくのない笑顔で十数年も施設の人の愛で育てられている彼は、それでも頑張って生きているのです。

●3000人の健康診断

派遣の単発の仕事でよく行っていたのが大企業の健康診断。担当の業務を一日中こなすのですが、その日は「身長測定」の業務でした。朝から晩まで七日間かけて三千人の身長を測定するのですが、いろいろな人がいます。

「身長測定」では、カツラ・ウィッグの装着をしている人がかなりの人数がいます。日頃は気が付かないレベルでも身長測定（当時は自動測定はなく手動測定）では、頭部が近いのでわかります。装着されている髪は当時まだ今ほど高品質のものは少なく、色や材質、分け目など、自然なものはかなり少ない時代でした。カツラと自毛では、身長測定器を押し付ける力の度合いを微妙に変えます。カツラの場合、ネットや装置で若干浮いているので抑え気味にして測定します。

カツラを装着している人にはいろいろな人がいます。

「あ、これカツラね。浮いているでしょ？」

と潔い人もいれば、黙ってズレていないかを気にする人もいます。三千人の測定をしていると、その辺を即座に察知しストレスのないように対応するのも看護師の仕事と思って、当時は頑張っておりました。

●私、女優なの！

派遣の仕事はまだまだあります。ドラマの医療監修のお仕事が入りました。テレビ局のスタジオに入り看護師用の楽屋で待機します。この時は手術室と救命のシーンの監修で、そのシーンが始まるまで楽屋のカメラを見ながら進行状況を確認します。

その日の楽屋の隣は有名なお笑い芸人ダウンタウンでした。監修するドラマは仲間由紀恵さん、オダギリジョーさん主演のドラマ。そのドラマの中で、ある助演女優が事故にあい手術するシーンがありました。監修の仕事は手術室のシーンで不自然な所がないか、看護師や医師の動きや包帯やメイク、心電図や点滴など、リアルかどうかのチェックをするのが仕事なのですが……。

その女優は事故で頭から出血し手術をするシーンで、メイクや頭部に巻く包帯に対し、「髪型が崩れる」「こんなメイクは嫌だ」と文句ばかり。メイクさんと私がリアルさを指導しても「私、女優なのよ！」と受け入れず。結局、本当の事故ならこんな綺麗じゃないよ！　と言いたくなる姿で撮影をすることに。

一言いいたい。

女優なら、ちゃんと演じてくれ。

●キャビンアテンダントのアナフィラキシーショック

ツアーナース時代にプライベートで海外に行った時でした。飛行機が離陸してしばらくすると「お客様の中で医療従事者の方はいらっしゃいませんか」と英語でアナウンスが入りました。そういう場に出くわすと、何かできないかと率先していくタイプと、責任を負いたくないからと隠れるタイプに分かれるのですが、私は前者のタイプで手をあげました。するとキャビンアテンダントがショック症状になっている状況でした。蜂に刺されたという情報もあり、どうしようかと悩んでいると、あとから数名の男性が登場。なんと、その男性達は学会帰りの皮膚科医でした。アナフィラキシーなんて、まさに専門。飛行機に用意されている薬品で処置ができ無事に事なきを得ました。手を挙げたほかの医療従事者たちも安堵し席に戻りましたが、後から航空会社の系列のレストランの金券(二千円分)を頂きました。

●新幹線止めますか、止めませんか

この時もプライベートで新幹線に乗っているときでした。「お客様で医療従事者の方はいらっしゃいませんか。急病人が九号車におります」とアナウンスが入りました。すぐに駆け付けると沢山の人が群がっており、大きな声で「看護師です!」というと、一気に私に視線が集中し目の前にサーっと道ができました。その先には中年の男性が大痙攣をおこしていました。当時、脳外の経験もあったので、すぐに「痙攣を起こして何分経っていますか」「新幹線のカーテンを閉めて暗くしてください」「この方の知り合いはどなたですか」

「持病は聞いていますか」と声をあげました。同僚の男性は「持病があるか知らない。急に泡を吹いて痙攣しはじめた。」と震えながら話しました。「とりあえず痙攣が止まるのを待つので静かにしてください。」と時間を計って危険物をどかし、周りにも協力をお願いしました。間もなく痙攣は止まり、男性はゆっくりと呼吸はするものの意識はない状態。そこに車掌が「看護師さん、次の駅は通過なのですが、新幹線止めますか？それともこのまま止めませんか？」と聞いてきました。「私が判断するの？」と心の中で思いましたが、次に来るかもしれない大発作も考え、「止めて搬送しましょう」と決断しました。すぐに「ただいま、急病人が発生いたしました。次の駅で緊急停車いたします。皆さまにはご迷惑をおかけいたしますが、ご了承ください」とアナウンスが入りました。停車した駅には救急隊が待っており同僚とともに搬送され、新幹線は無事に再出発しました。車掌からもお礼を言われ、その場にいた乗客からも拍手をされながら自分の車両に戻りました。

このケースも最後にオリジナルグッズ（新幹線の定規）をお礼と共に渡されました。

●天皇陛下と修学旅行

中学の修学旅行で北海道に行った時の事です。これまでも百回ほどの修学旅行の引率をしてきましたが初めての出来事でした。それは「天皇陛下が来ている」という内容でした。修学旅行は十分単位で大まかなスケジュール行程が決まっているのですが、添乗員やバスの運転手に次々入る無線で「天皇陛下」の通るルートが知らされ、それに伴いあらゆる通行止めが発生。このため、情報に合わせてスケジュール変更が余儀なくされ、観光時間や観光場所も変更されながら夕方ホテルに到着しました。

「まさか天皇陛下と一緒の時期に北海道なんて！」

そう思っていたら更にまさかの事実が。

そう、修学旅行生が泊まるホテルの別館に天皇陛下が宿泊されているとの情報。そして、なぜか学生たちのホテル（本館）の露天風呂が入浴禁止の発令。どうやら、その露天風呂から別館の場所が見えるという理由。保健室も兼ねた私の部屋はスィートルームだったのですが、その部屋からは大きな花火が打ちあがるのが見えました。（天皇陛下が関係しているのかは不明ですが）

スケジュール変更で大変だった旅行でしたが、良くも悪くも思い出に残る修学旅行となりました。

第八章　看護専門学校

●ナースみみ、看護学校教員になる

看護学校で働く知り合いの先輩から連絡がありました。

「ねぇ、看護学校で働かない？　人がいなくて」

当時、派遣会社で日本、世界を回っていた私は、「看護学校！」と新しい世界に興味を持ちました。一つ返事で先輩に「働く！」と履歴書を持って学校に面接に行きました。すると、そこにいたのは私がバイトに明け暮れ何度も赤点をとって、シーツ交換のテストでは校長まで登場させた、その校長がいるじゃないか！

「あら～お久しぶり」とにっこり校長。

遊び呆けていた当時の学生時代の私の話で盛り上がりました。自分でいうのもなんですが、本気で看護という仕事に向き合って勉強し始めたのは看護師になってから。それまでは本当に遊んでいました。しかし、沢山の「生と死」をみて、沢山の「人と医療現場」をみて、本気で勉強し成長した自分がそこにはいたので、校長に「成長したわね～」と言われ嬉しく思いました。

さて、看護師免許はあるけど教員の免許はない中で、看護学校での仕事は次のものでした。①看護実習担当教員。二週間の実習期間、学生の指導や病院の実習指導者と連携をとり実習を進めます。②看護学校での実技指導担当教員。シーツ交換や採血、洗髪、足浴などの看護技術を指導③国家試験担当教員。二月の看護師国家試験合格率百パーセントに向けて指導。この三つが私の役割でした。約二年間、学生と共に楽しくもあり、「人を育てる」という大変でもあった仕事。ここでもいくつものドラマがありました。

それをお話ししましょう。

●がんセンターで指導者と戦う

看護学生六名を連れてがんセンター病院に看護実習に行きました。学生の受け持つ患者の手術前後の看護を展開する実習でした。看護学生は一人の患者を受け持ち、様々な情報からアセスメントし看護問題や看護目標、ケアなどを考えていきます。看護学生は一日通して、その病棟の実習指導者にお世話になるのですが、今回の実習指導者は指導者歴一年目の笑顔の少ない怖そうな看護師でした。連れていく教員と受け入れる実習指導者との関係性は様々で、相性が悪いと教員も実習が苦痛になることもあります。そんな笑顔の少ない実習指導者との実習がスタートしました。

さて、受け持ち患者さんの術後。学生はその日の看護目標に「開腹手術後、創部が離開しないように離床を促す」とし、離床に向けての細かいケアを立案してきました。学生達がその実習指導者に報告した時でした。「なにこれ。ちゃんと考えたの？創部が離開するわけない。立て直し！」と計画書をつきかえしました。落胆する学生。その状況を見た私は実習指導者を呼び伝えました。

「術後の離床時に創部が離開することは確かに多くはありません。しかし、肥満や現病歴などからアセスメントし立案してきた事に、「起きるわけない」という理由で立案をしないのは違うと思います。」と伝えました。実習指導者は納得がいかない顔をしていましたが、教員の私がこの計画でヨシ！　としたことを伝え話し合いを終えました。

その次の日の事でした。患者の創部が離開したのです。その状況を知った実習指導者が私のところに来ました。「先生、大変申し訳ありません。私はまだ実習指導者になって一年目で、まだまだ勉強不足でした。創部離開も初めて経験しました。」と謝罪にきました。

「先生、私はもともと、ここの病棟の看護師をしていました。実習指導者も学生でいろいろな事を学びます。実習指導者も教員も、看護学生たちが「看護が楽しい」と思えるように学生を導いてあげることが大切なのです。」と伝えました。「起きるわけがないことが起きた」この経験で、実習指導者も学生も何か得るものがあったと思える実習でした。

●定時あがりの先生

看護学校教員の仕事はとにかく雑務が多くありました。学生の実習付き添いから始まり、学生達の記録物の確認・病院との調整・テストのコピー、点数付け。実技の準備、確認、それに加え学生の進路相談や委員会など、定時を過ぎても帰ることなく残業をします。しかし、私は仕事をする際に契約の中に定時で帰る事、その代わり残業しても残業代が発生しない契約でした。なので、いかに時間内に効率良く働くことができるか。それが看護学校で働く一番大事なポイントでした。昔から多重課題をすばやくこなすのが得意な私はあまり深く考えて行動しないので、与えられた仕事を素早くこなし、学生の記録物も大事なポイントがあれば良しとし、実習でも五時になったら「はい、終わり！」と学生を残すことなく誰よりも早く帰りました。そんな私に受け持たれた学生は「絶対に定時で帰る先生」で大人気だったらしく、卒業生の私への寄せ書きには、「定時上がりの先生が大好きでした！」と書かれていました。

●伊予かんでいい予感？

看護学校の三年生になると看護師国家試験を迎えます。この試験で合格すれば看護師です。いよいよ試験の前日となり三年生を集め教員から受験生へエールを送ることになりました。キットカット（きっと勝つ）・伊予かん（いい予感）・合格必勝のお守り・お手紙など、縁起物を袋に入れてリボンで可愛く包装し、教員のエールと一緒にプレゼントを渡す時間です。教員はプレゼントが入った大きな箱を一箱ずつ持ち学生の前に並んだときです。なんと私はつまずいて箱を落としてしまいました。伊予かんの入った袋はゴロゴロと学生の足元に転がっていきました。縁起に縁起を重ねてきたのに、ここにきて落とすという大失態に教員たちは全員絶句し、私は真っ青の放心状態。すると、それを受け取るはずの学生達が大笑いして「先生！最高！もう緊張がとれた～」とその落ちたプレゼントを拾ってくれました。学生たちの笑顔と言葉で場の空気が一気に変わり、「先生らしい～ありがとう。がんばる！」と助けられました。

そして合格発表の日。学生全員の合格発表の知らせが届きました。
あの時の学生は今でも連絡を取っています。

みんな、ありがとう。

第九章　特別養護老人ホーム

●ナースみみ、オープニングスタッフの責任者になる

さて、看護師免許でできる仕事を全部したい！　と思っている私に次の仕事の話が舞い降りました。当時、住んでいた家のそばに新しく特別養護老人ホームが建設されました。知り合いの医者からの勧めもあり看護師として就職する予定でした。しかし、しばらくして理事長から連絡があり、看護師の責任者として働くことを命じられました。役職として働いたことがない私はまだ三十三歳。看護管理についても経営についても一から勉強することになりました。特別養護老人ホームが実際に運営される三ヶ月前から就職し、運営開始に向けて様々な物品の準備や、提携病院との連絡、あらゆるマニュアル作り、そして介護者への研修などを行いました。老人ホームには医師が常在しません。月二回来てくれる医師を探し、また薬の処方箋も自作（エクセルで作りました！）。そして同時にオープンに向けて受け入れる利用者の選定も行いました。オープニング当初は様々な事が起きるので、できるだけ合併症の少ない人を選びました。

プレオープンでは市長が挨拶に訪問、そしていよいよ新しく特別養護老人ホームがオープンしました。そして五名の年上看護師を仲間に私の六カ月という短い仕事が始まりまし

た。

●お化粧

特別養護老人ホームに入居する多くの患者さんは認知症を患っています。記憶に残るかわいい女性の入居者さんがいました。彼女はとてもおしゃれな方でした。しかし、夜間になると豹変することがしばしばありました。

夜間の巡視をしていると廊下から異臭が。そう便の匂い。

嫌な予感がしてそっと覗くと、そこには顔じゅう便まみれの彼女。

慌てて止めると「やめてよ〜〜〜。お化粧しているのよぉ〜」と大暴れ。今度は便を掴んで投げて部屋もベッドも便まみれ。

まさにそこは地獄絵。

結局丁寧になだめて入浴し、その間に大掃除。

看護師なら、この経験、結構ありますよね。

●9センチの腹部大動脈瘤と糖尿病と飴と。

9センチの腹部大動脈瘤と糖尿病を患う八十代の太郎さんがいました。太郎さんは、とても頑固な性格で職員を困らせる一人でした。

「看護師さん助けてください。また暴れています」

おやつの時間だが、糖尿病の太郎さんはおやつの制限があり、他の入居者さんとは別のもの。それが不満で大声で怒鳴り散らしていました。9センチの腹部大動脈瘤がお腹にある太郎さんは血圧が上がることは禁忌とされ、職員も太郎さんの大動脈瘤が破裂するのを恐れる中、どうしていいか悩んでいました。私が太郎さんの所にいくと、大声で「お菓子をよこせ」と怒鳴っていました。私は職員に「二人きりにさせて」と言い、太郎さんを施設の屋上にエレベーターで連れて行きました。屋上に二人で出ると、少しトーンダウンした太郎さん。外の景色を見ながら太郎さんと話を始めました。すると太郎さんはお菓子の話ではなく、家族が来ないことの話を始めました。太郎さんの家族は面会には滅多に来ませんでした。おそらく頑固な性格で家族も大変苦労したのでしょう。そんな家族が来ない寂しさからの怒りだという事がわかりました。そこに加えて、太郎さんの病気はさらにそれを苦しめました。怒ってもダメ。甘いものもダメ。

「それはつらいよね」

私は一つの飴玉をポケットから出し、太郎さん、一緒に食べようかと渡しました。

突然の飴玉に太郎さんはびっくりしましたが、飴をゆっくりとおいしそうに舐めはじめました。

夕日を前に太郎さんは穏やかになり言いました。

「ありがとう」

「太郎さんの気持ちを理解したいし、病気も守らないといけない。できるだけ辛い時は言葉で職員に伝えてね」と約束し部屋に戻っていきました。

必要なのはお菓子ではなく、わかってほしいという思いを受け止める事なのです。

●添い寝

九十代のウメさん。彼女は徘徊、暴力、暴言がすごく、特別養護老人ホームでみるにはそろそろ限界という方でした。ウメさんはベッドでは転倒の可能性もあり、お座敷ベッドに変えて対応しました。

　ある日の夕方からウメさんは興奮気味で、暴れて大変だと介護士の報告で不穏時の屯用を内服して様子をみました。しかし、まったく薬の効果はみられない。私は他の看護師を帰しウメさんが落ち着くまでいることにしました。個室のお座敷ベッドに興奮した状態でいるウメさん。私はウメさんの視線に合わせるために、お座敷ベッドに横になりました。すると、ウメさんも私と同じ姿勢になり、お互いに横になって向き合う形になりました。私は会話が難しいウメさんにやさしく声をかけ続けました。次第にウメさんは穏やかな表情になり私の頭をやさしく撫で始めました。そこには自分は母で、まるで子供寝かしつけるような動作と表情。私はウメさんになでられながら、笑顔でウメさんを見つめました。そしてウメさんは寝てしまいました。

　そっとウメさんから離れて部屋を出ました。

　ウメさんはきっと子供を見守る気分となり、安心して寝たのでしょう。

沢山の興奮や不穏になる患者さんを見てきましたが、薬ではなく、そばにいる事、安心感を与える事が一番なのです。

●人生を変えてくれた新倉先生との出会い……奇跡3

ちょっと特別養護老人ホームとは離れますが、この時期、私は社会人チームでバドミントンをしていました。仕事とバドミントンだけの生活だったかもしれません。そんなある日、ふと新倉先生のことを思い出しました。「先生、どうしているのだろう」なぜか無性に会いたくなりました。校長を務めていた看護学校に連絡をしたけど個人情報は教えられないと言われ、教育委員会にも連絡したが同じ。高校のアルバムの先生の若いころの写真を撮って、フェイスブックで探したりしました。そういえば、がんセンターに実習の引率で新倉先生が来た時、バドミントンをしているって言っていたような。そんな記憶を頼りに、バドミントン仲間に写メを送り拡散して探しました。すると、滅多に合わないバドミントン仲間の一人が「新倉っていう女性なら知っているよ。奥さんだったりするかな？」と。私は女性でもいい、つながりがあるかもしれないから連絡先を教えてほしいとお願いしました。数週間後、そのバドミントン仲間が「新倉さんっていう女性はもうバドミントンには来てないらしいけど、家の電話番号は聞いてきたよ」と連絡先を手に入れました。バドミントン中でしたが、私はその電話番号にすぐさま電話しました。

「もしもし新倉です」

電話の声は高校の時の新倉先生の声でした。まさかの声に私は胸がドキドキしました。

「突然のお電話すみません。○○高校で生徒だった○○と言います」と伝えると、「お～！みみか！」とすぐに明るい声でわかってくれました。そこからは久しぶりの再会に興奮して何を話したか覚えていませんが、それから一週間後に先生と数年ぶりの再会をはたしたのです。十七歳で出会って、がんセンターで再会して、また十年以上経って再会、そしてこれを書いている五十歳も先生とは繋がっています。先生と出会った高校から三十三年たった今、この本を先生に渡すのが人生最大の目標で「ナースみみの裏日記」を書籍化目指してがんばっています。

※おまけ。高校の卒業アルバムには先生の自宅の住所も電話番号も載っていました。(笑)

●ナースみみ、病気発覚

特別養護老人ホームに勤めて半年、毎年受けている検診で病気が発覚しました。。責任者として働いていたので夜も遅く夜中はオンコール対応。心身ともに負担も多く治療に専念できないと考え、理事長に相談し退職を決意しました。（のちに手術をして現在は経過観察中です。）

退職後、しばらくは主婦業に専念し、ストレスの少ない生活を心がけていましたが無理でした。仕事をしていないことがストレスとなり結局働くことを決めました。ここまで小児科と産科以外の科をすべて経験し、看護師免許でできる仕事はほぼ制覇。最後は絶対に精神科と決めていたので、最終章となる「精神科」という場所を選びました。

最終章　精神科病院

●精神科看護師になりたい

この章からは過去の日記ではなく、この本を出版するにあたり今までの集大成という感じで五十歳の今、執筆しています。精神科に就職して十五年が経ちました。様々な経験をしてきましたが、ここでの裏日記は控えたいと思います。その代わりナースみみ自身の話をしていきたいと思います。

実は看護師一年目の時点で私はすでに精神科看護を望んでいました。少しだけその時の話をしたいと思います。

三十年以上前の看護学校時代にさかのぼります。

初めて精神科の病棟へ看護実習に行った時の事でした。それまでの一般科の看護実習にはないものがありました。それは病棟やステーションに出入りするのにすべて鍵で開錠・施錠するということでした。医療者は白衣にチェーンで施錠用の鍵を身に着け勤務します。精神科では患者さんの安全のためにあらゆる場所が施錠されており、窓も十センチ以上開かないように固定、更には鉄格子が設置されていました。患者さんが十人以上雑魚寝できるような大部屋。個室は殺風景で、隔離室においてはトイレと寝るためのマットだけがある環境。どれをとっても今までの実習とは違いました。

看護実習の初日、病棟に入ろうと指導者が鍵でドアを開けた瞬間には、患者さんが飛び出ようとする場面もありました。そして、ある日のことでした。患者さんが部屋で縊首し、大勢の医師や看護師が救命にあたる場面に直面したのです。

少し乱暴な終わり方ですが、五十歳の私が思い出せる記憶はここまでです。しかし、その実習で感じたことは、「精神科の患者さんを看たい」「心の支えになりたい」「患者さんを理解したい」。それが私の精神科看護師になりたいと思った第一歩でした。

●ここが私の居場所

十代の私が看護学校を卒業し就職する病院を決めるとき、当時、看護部長を務める母親に「精神科に行きたい」と相談しました。母親は「あなたは（メンタル）強くないから、今はやめなさい」と言い、結果、その次に興味のあった総合病院の手術室を選んだ経緯がありました。あれから小児科と産科以外はほぼ制覇し最後は精神科と決めていたので、病院を紹介してくれる派遣会社から精神科の話が来たときは「これだ！」とすぐに応募しました。

そして、いよいよ面接の日がやってきました。初めて精神科病院に足を踏み入れる瞬間はとても緊張しましたが、中に入ると明るく綺麗な待合室に自分が持っていたイメージとは違い驚きました。応接室で理事長（男性）と看護部長（男性）を前に、今までの変わった看護経歴を説明し、最後は精神科で働きたいという思いがあることを伝えました。どことなく男性なのに自分の母親に雰囲気が似ている看護部長。面接が終わり看護部長と病棟を見学していた時、不思議と「この部長の下で働きたい！」と直感。そのまま紹介派遣として就職、配属先は急性期病棟となりました。ずっとやりたかった精神科看護は、私にとって「ここが私の居場所」となりました。その後、妊娠を機に派遣も終了。そして、出産して五カ月後「やはり私がやりたいのは精神科だ！」と奮い立ち、はれて正社員として戻ってきました。

●精神科という医療現場

今日まで約三十年間、様々な医療の世界で働いてきました。今、こうして精神科にきて思う事。まずは何よりも一般科（ここでは精神科以外の事をさします）に比べて体の疲労度が違う。そこ？　と思うかもしれませんが、看護師も健康でないと看護なんてできません。始業前の前残業、昼休憩なし、入院、退院、オペや検査、ケアに記録。挙句の果てに、数時間の残業、休みなのに病棟会（月1回）に絶対参加など、看護師の仕事は本当に激務でした。記録は定時すぎてから、帰るのは夜十時なんてことも大学病院では当たり前でした。

今、私が勤める病院は精神科単科で、急性期治療病棟・慢性期病棟・社会復帰病棟・ストレスケア病棟、そして認知症治療病棟があります。病名としては統合失調症、双極性障害、うつ病、解離性障害、強迫性障害、適応障害パーソナリティ障害、認知症など様々な方が入院しています。一般科に比べて入院日数も月単位と長く、中には年単位の方も多くいます。三十年前の精神科病院の話も書きましたが、今の時代は人権や倫理的配慮などから「環境」も随分と変わりました。精神科というと「暗い」「怖い」など悪いイメージで書かれていることも目にしますが、今は鉄格子もなく明るい病室、作業療法を楽しむ患者さん、レクリエーションでは動物園に行ったり、クリスマス会や誕生日会など、職員と一緒に歌を歌ったりすることもあります。病状によっては余儀なく隔離や拘束をしながらの治療もありますが、医師や看護師はカンファレンスをしながら行動制限最小化に向けて日々話し合いをしています。実際に働いてわかった精神科という医療現場。精神科は看護技術が一般科に比べると少なく、精神論で向き合う場面が沢山あります。だからこそ「看護」という漢字の「手」「目」「護」＝「看護」の仕事を発揮できる場なのではと感じています。

今の病院に就職して十五年を過ぎましたが、患者さんとも十年来の付き合いになる方も数多くいます。ここまでの長さで患者さんを看ていると、患者さんの表情ひとつで病状を察知することもできます。そして、この患者さんには「この対応」と長年の付き合いだから分かる個別の対応を見いだせるのも、精神科看護の醍醐味なのではと思います。幻聴や幻覚、妄想など患者さんの起きている事を一旦受け止め、どう対応（看護）するか。長い付き合いでも答えが出せないこともありますが、時に考え抜いた対応が一歩前に進むこともあります。私が精神科という場で働きたい、そう思う答えなのかもしれません。

その患者さんたちに寄り添い看護する中で、たった一言が精神疾患の患者さんを変えることがあります。薬や手術などの効果ではなく、医療者そのものの存在が患者さんの治癒につながる。私はこの三十年間、「看護師の患者さんに与えるパワー」その部分を大切にしてきました。ステーションの窓口に来る患者さん、電話で悩みを訴える外来患者さん、そして時には面会に来るご家族、どの方にも「目を見て話を聞く。そして、気持ちに寄り添う。」

看護師の口癖にもなっていますが、「忙しい」のは間違いありません。でも患者さんには関係ありません。プロの看護師として、いかなる時も落ち着いて笑顔を忘れずに余裕を持って精神科看護師でありたいと思っています。

私が言い続けていること。

「患者さんを大切に。そして仕事は楽しく。」

●ナースみみ副看護部長になる

精神科に務めて三年目の事でした。看護部長に呼ばれ「主任をお願いしたい」と言われました。精神科病院の前に特別養護老人ホームで責任者（役職）をしていた私は、「もう役職は無理」と心の中で思いながらも、部長に言われると断れず「それ以上はない」ことをお願いし、「主任」という役職を引き受けることになりました。

ですが……

翌年の人事で「副師長」

その後の人事で「副看護部長」

実は副師長の次は「師長」なのですが飛び級人事が言い渡されました。おまけに副看護部長になった私は入る部屋がなく、なんと部長室に部長と同室というスペシャルな待遇を受ける破目になったわけです。もはや、毎日が管理者研修と言える日々が始まりました。

（感謝しております）

●毎日がパラダイス

さて副看護部長の仕事って一体何なのか。

病院によって役職の仕事は様々ですが……。私の仕事をご紹介します。

まずは病棟（二名の副看護部長で統括）・外来の統括。外来業務全般、感染委員会（コロナやインフルの時期は地獄でした）、教育委員会、プリセプター委員会、看護研究指導、就職に関する活動、病棟の手伝い、院内新聞作成など、ざっくり書くとこんな感じです。これに病院のあらゆる問題、職員の面談、時には「これ私の仕事か？」と思うことも多々ありますが日々走り回っております。部長と同室というスペシャルな待遇により知らなくていい事も知ってしまい、やらなくていい事も自分の仕事になっているのは気のせいでしょうか。そして、そもそも私の性格が何でも二倍速で動く「超せっかち」であり、多重課題をスピードつけて対応するので、気が付くと新しい仕事が増えていてびっくりします。副看護部長業務のほかに、看護学校の授業、防災教育（防災危機管理者、元災害支援ナース）を学校に出向いて行い、就職説明会では北海道から沖縄まで理事長と部長の三人で地方行脚をしています。さらには忙しいくせに、本の執筆（これで2冊目）。本当に一年通して一日も休まず動いています。休みの日は資格取得の勉強（資格マニアです）やゴルフ、時間があれば一人でカフェやお菓子作りに大掃除。最近はお金の運用にハマり、株や金、ビットコインにまで手を出し、もはや自分でもどこに向かっているのか。スタッフからは「ラスボス」、部長からは「猪突猛進」、愛娘からは「ママやばい」と評価され、とうとう家でまったりすることさえ出来ない体質に仕上がってしまいました。

いろいろ書きましたが、それでも副看護部長の仕事は実は意外に面白くて、毎日がパラダイス、いや事件ともいえそうです。（笑）本当に飽きることなく様々な事に対応してきました。母親（元看護部長）を見て育ったので、実は心がポキポキ折れながらも、すぐに完治する自分もいて、なんだかんだ言いながらも楽しい人生を送っております。

●看護に一番大切なこと

沢山の経験を経て私が出した答え

「病は気から」

どんな病気も心の支えなしでは看護はできない
もしかしたら心の支えだけで治癒するものもあるかもしれない
薬なんて実はいらないものもあるかもしれない
患者さんとしっかり向き合う事
傍にいて支える事
それだけで患者さんの苦痛を取り除くこともできる
患者さんにとって
「絶対的安心できる存在になること」
それが看護に一番大切なこと

おわりに

やっと「ナースみみの裏日記」が書き終えました。ブログを始めてから三十年。二十歳のナースみみも、もう五十歳。三月三日に出版すると決めて今、無事に書き終えました。こうして好きな仕事で働けている事、最後は精神科と決めて目標達成できたこと。超おバカだった私も五十歳となり、人として誰かの役に立てるようになったこと。どれもこれも皆様のおかげです。本当にありがとうございました。

ナースみみの今後の展望を発表いたします。

★身も心も最強の五十代にする
★世界一周船旅にもう一度乗船する

三月三日　　　　ナースみみ

著者プロフィール

ナースみみ

病院、ツアーナース、イベントナース、ドラマ医療監修、看護学校教員、特別養護老人ホーム、世界一周シップナース、元災害支援ナース、医療雑誌執筆など、あらゆる看護の世界を経験。現在は精神科病院で副看護部長に至る。

ナースみみの裏日記
～あなたの知らない看護の世界～

＜検印省略＞

２０２５年３月３日　第１刷発行
著　者――ナースみみ
発行者――高木伸浩
発行所――ライティング株式会社
〒603-8313 京都市北区紫野下柏野町 22-29
TEL：075-467-8500　FAX：075-468-6622
発売所――株式会社星雲社（共同出版社・流通責任出版社）
〒112-0005 東京都文京区水道 1-3-30
TEL：03-3868-3275

表紙イラスト：ももや鈴子
裏表紙イラスト：まる
印刷製本：ニシダ印刷製本
カバーデザイン：横野由実

ISBN978-4-434-35539-4　C0047　¥1300E